传统医学宝库丛书

孟竞璧　总主编

U0271664

温经通络——艾灸疗法临证应用

李春颖　主编

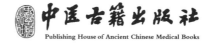

中医古籍出版社

Publishing House of Ancient Chinese Medical Books

图书在版编目（CIP）数据

温经通络：艾灸疗法临证应用/李春颖主编．—北京：中医古籍出版社，2023.2
（传统医学宝库丛书/孟竞璧总主编）
ISBN 978 - 7 - 5152 - 1806 - 9

Ⅰ.①温…　Ⅱ.①李…　Ⅲ.①艾灸 - 基本知识　Ⅳ.①R245.81

中国版本图书馆 CIP 数据核字（2022）第 197203 号

传统医学宝库丛书

温经通络——艾灸疗法临证应用

主编　李春颖

责任编辑　郑　蓉
文字编辑　张　威
封面设计　韩博玥
出版发行　中医古籍出版社
社　　址　北京市东城区东直门内南小街 16 号（100700）
电　　话　010 - 64089446（总编室）　010 - 64002949（发行部）
网　　址　www.zhongyiguji.com.cn
印　　刷　廊坊市靓彩印刷有限公司
开　　本　710mm×1000mm　1/16
印　　张　14.75
字　　数　177 千字
版　　次　2023 年 2 月第 1 版　2023 年 2 月第 1 次印刷
书　　号　ISBN 978 - 7 - 5152 - 1806 - 9
定　　价　72.00 元

《传统医学宝库丛书》编委会

序

中医学素有"良丁（高明的医生）不废外治"的说法。

作为中医外治法之一，砭石疗法为中华民族的繁衍昌盛做出了巨大贡献。湖南长沙马王堆汉墓出土的帛书《脉法》有"以砭启脉者，必如式，痈肿有脓，则称其小大而为之砭"的记载，就是用砭刀刺破血脉来治疗痈肿。

汉成帝河平三年（公元前26年），刘向组织针灸学家在继承《素问》五脏理论的基础上，创立了十二经脉气血运行的理论体系，指导中医针灸医疗实践几千年而不衰。《灵枢·九针十二原》记载："余子万民，养百姓，而收其租税。余哀其不给，而属有疾病。余欲勿使被毒药，无用砭石，欲以微针通其经脉，调其血气，营其逆顺出入之会。令可传于后世，必明为之法，令终而不灭，久而不绝，易用难忘。"东汉服虔明确指出："季世复无佳石，故以铁代之。"说明砭石疗法或已失传，而针灸疗法迅速发展。明代《金针赋》总结了针刺的十四种手法，流传至今，久盛不衰，并已走向世界。

西周《礼记》已有疡医用手法和工具治疗伤痛和骨折的相关记载，但医家治疗骨伤病却未在《黄帝内经》记载。东汉医家华佗发明了麻沸散，施骨外科手术的故事流传于世。中华人民共和国成立后，骨伤名医尚天裕著《中西医结合治疗骨折》，记述了中医治疗骨伤科疾病相关内容。

唐代有用苎麻蘸水施刮法治疗"沙证"的记载。到元代，危亦林专著《世医得效方》记有治疗"沙证"之法：用苎麻蘸水于颈项、两肘臂、两腕膝等处施以刮法，待见到血凝，皮肤现粟粒状红点之后，覆盖衣被，吃少量粥汤，汗出而愈。之后朱震亨撰有《丹溪心法》，将"沙证"改称"痧证"并流传于世。

拔罐疗法很多老人都会用，以竹、瓷、玻璃为罐，将硬纸点燃放入罐中排气，然后将罐立即叩到酸麻胀痛部位，使皮肤表面红肿发紫，但不出血，或针刺穴位后将罐叩上，以排毒血，达到通经活络、消肿止痛的目的。但留罐时间不宜过长，必须注意观察，以防出现水泡，造成感染。

20世纪40年代，武汉名医孙惠卿以《灵枢·官针》中"扬刺者，内正一，旁内四，而浮之，以治寒气之博大者也"为依据，创立了七星针。用不锈钢针组成"内三，两旁二"的一束，再将竹筷子打洞，将针柄固定其中，使针尖齐平，如七星并列，故名，之后又改称梅花针，因其疗效奇佳，在两湖地区名声远扬。

耳针疗法在我国古代已有应用，明代出现了世界上第一张耳部穴位图。法国学者学习了我国经验，绘制成近代的耳穴图。之后，我国学者又汇总了我国古代和国外的经验，将耳针研究和应用大大向前推进。耳针疗法具有简、便、廉、效又无不良反应的特点，近年来国外掀起了耳针研究的热潮，国际交流广泛开展。我国也制定了耳穴名称与定位的国家标准，并成为制定国际标准的基础，使耳针疗法得到进一步推广和普及。

现代微创手术的发展启发了朱汉章医师，他努力钻研，将不锈钢三棱针加以改造，制成小针刀，开展小针刀微创手术，在慢性经筋粘连性疾病的治疗上取得较理想的疗效。小针刀是中西医结合的产物，它的发明促进了传统针具的新发展，为中医学宝库中的外治法创新做出了贡献。

1987 年，在中国首届艺术节上，大禹时期的文物泗滨浮石以其美妙的声音震惊世界，同时引起中医界兴奋，它被认为极有可能是失传两千年的制作砭具的佳石。经检测，以泗滨浮石制成的砭具在指背每擦一次可发射超声波脉冲达 3698 次，其频率范围为 2 万 ~200 万 Hz。采用先进远红外线探测仪探测，泗滨浮石制成的砭具在最大量程 14.5μm 处其辐射能量密度仍保持高值，将砭块置于距体表 1cm 处，可使体表温度增高 2℃ 以上，提示砭石具有极远红外线辐射，可加快血流速度，改善微循环。据此，笔者请时任中国针灸学会常务副会长的李维衡教授和有关专家验证后，特请示批准成立中国针灸学会砭石分会。

《传统医学宝库丛书》编写的宗旨是继承发扬传统医学，为大众健康服务，我们力求做到图文并茂，突出实用性，以利于广大喜爱中医外治法的读者学习和施治参考。书中如有疏漏或不当之处，敬请同道给予指正。

孟竞璧

2019 年 12 月

　　灸疗法是一种起源于我国原始社会的治疗保健方法，是中医学最古老的疗法之一。原始社会的人们在学会利用火以后，偶然间被火灼伤，却发现可以获得治病、疗伤的效果，从而灸疗法逐渐产生。1973年，湖南长沙马王堆三号汉墓出土了帛书《足臂十一脉灸经》《阴阳十一脉灸经》。它们既是已知最早的关于经脉的专著，又是首次记载灸疗的医学典籍。其中所提到的各种经脉病证，以及心痛、癃、癫狂、咳血、耳聋、产马（又名马刀，即瘰疬）、噎等急难病症，均可采取灸疗其所属经脉之法进行治疗。与其同时出土的《五十二病方》《脉法》则详细地记载了施灸的部位，如"久（灸）足中指""久（灸）左胻""阳上于环二寸而益为一久（灸）"等。

　　艾灸疗法是利用艾绒制成的艾炷与艾条，或掺合其他药物，对准或放在患者体表特定部位或穴位上并进行燃烧，使其产生特有气味与温热刺激，使灸火的温和热力和药物作用透入肌肤，通过经络的传导作用深入脏腑，温经通络，调和气血，扶正祛邪，以调整生理功能，增强人体免疫力，而收到治病防病、保健强身之功效。正如《本草备要》中载："艾叶苦辛，生温熟热，纯阳之性，能通十二经，走三阴，理气血，逐寒湿，暖子宫，以之灸火能透诸经而除百病。"《孟子·离娄》中载："犹七年之病，求三年之艾也。"《素问·异法方异论》中载："北方者，天地所闭藏之域也，其地高陵居，风寒冰冽，其民乐野处而乳食，脏寒生满病，其治宜灸焫，故灸焫者，亦从北方来。"说明艾灸疗法是一种简便而又有效的外治方法。

《医学入门》说："凡病药之不及，针之不到，必须灸之。"说明灸法可补中药与针疗之不足，是一种常用而重要的外治方法。但如果想用好灸法，真正熟练掌握各种灸法的操作及适应证，则需要认真地进行深度思考并在临床中反复应用。灸法与针法一样，都是以脏腑理论为指导，以经络学说为依据，故灸法与针法的治疗原理相同，但不同的是针法刺入于皮下，而灸法则置于皮上。本书基于经络理论与临床经验，介绍了各种灸法及具体操作，并对内、外、妇、儿各科临床常见疾病的灸法治疗做了详尽的描述，为读者提供参考，希望能对初学者和有兴趣的读者有所帮助。

缘因编撰时间较为仓促，本书难免有疏漏之处，欢迎广大读者和同道予以批评指正。

李春颖

2023 年 1 月

第一章　灸法概论

第一节　灸法的起源

一、灸法的特点

灸法是用艾绒或其他药物放置在体表的穴位上烧灼温熨，借灸火的温热及药物的作用，通过经络的传导，起到温通经络、疏通气血、调节脏腑、扶正祛邪作用，达到治疗疾病和预防、保健目的的一种外治方法。

"灸"在现存文献中，以《庄子》最早提及。如《庄子·盗跖》载孔子劝说柳下跖，事后对柳下季说："丘所谓无病而自灸也。"但"灸"的本字是"久"字。如1975年于湖北云梦睡虎地出土的秦墓竹简《封诊式·贼死》载："男子丁壮，析（皙）色，长七尺一寸，发长二尺，其腹有久故瘢二所。"此"久"即"灸"之本义，训为灸灼。

灸法的产生与北方居民的生活习惯及发病特点有着密切关系。《黄帝内经》云："北方者……风寒冰冽，其民乐野处而乳食，脏寒生满病，其治宜灸焫。"又云："陷下则灸之。"《医学入门》说："凡病药之不及，针之不到，必须灸之。"《灵枢·官能》云："阴阳皆虚，火则当之……经陷下者，火则当之；结络坚紧，火所治之。"由此可见，灸法的范围很广，有些疾病用针刺或中药治疗效果不佳时，可以使用艾灸治疗，能取得较好疗效。唐代王焘指出："圣人以风为百病之长，深为可忧，故避风如避矢。是以防御风邪以汤药、针灸、蒸熨，随用一法，皆能愈疾。至于火艾，特有奇能，虽曰针、汤、散，皆所不及，灸为其最要。"并提出灸为"医之大术，宜深体之，要中之要，无过此术"。所以，灸法是针灸疗法中的一项重要内容（图1-1）。

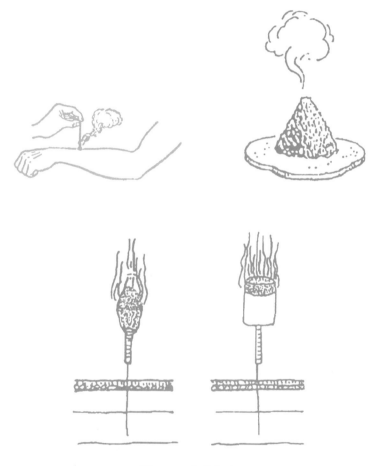

图1-1　各种灸法

二、灸疗的作用原理

灸法在我国已有两千多年的历史，其治疗效果已为无数临床实践所证实，而对其机制的认识仍是一个未解的谜。目前认为，灸疗作用机制与以下5个方面有关。

（一）局部刺激作用

灸法是在体表特定部位通过艾火刺激以达到防病、治病目的的治疗方法，其机制首先与局部火疗的温热刺激有关。正是这种温热刺激使局部皮肤充血，毛细血管扩张，增强局部的血液循环与淋巴循环，缓解和消除平滑肌痉挛，使局部的皮肤组织代谢能力加强，促进炎症及渗出物、血肿等病理产物消散吸收，还可引起大脑皮质抑制性物质的扩散，降低神经系统的兴奋性，发挥镇静、镇痛作用，同时温热作用还能促进药物的吸收。

（二）经络腧穴对药物的作用

经络学说是中医学重要内容，也是灸法的理论基础。人体是一个整体，五脏六腑、四肢百骸是互相协调的，这种相互协调关系主要是通过经络的调节作用实现的。现代研究表明经络腧穴具有三大特点：

1. 经络腧穴对药物具有外敏性　同样的艾灸方法在特定腧穴与普通体表点的治疗作用有明显不同。

2. 经络腧穴对药物作用的放大性　经络并不是一个简单的体表循行路线，而是多层次、多功能、多形态的调控系统。在穴位上施灸时，影响其多层次的生理功能。在这种循环感应过程中，它们之间产生相互激发、相互协同的作用，效果叠加，导致了生理上的放大效应。

3. 经络腧穴对药物的储存性　腧穴具有储存药物的作用，药物的理化作用较长时间停留在腧穴或释放到全身，产生整体调节作用，使疾病得以治愈。

（三）调节免疫功能的作用

许多实验都证实灸法具有增强免疫功能的作用。灸法的许多治疗作用也是通过调节人体免疫功能实现的，这种作用具有双向调节的特性，也就是使低者升高，高者降低，这种调节对于病理状态作用更强。

（四）药物本身的药理作用

灸法的主要原料为艾叶。清代吴仪洛在《本草从新》中说："艾叶苦辛，生温熟热，纯阳之性，能回垂绝之亡阳，通十二经，走三阴，理气血，逐寒湿，暖子宫，止诸血，温中开郁，调经安胎……以之艾火，能透诸经而除百病。"

（五）综合作用

灸法作用于人体主要表现的是一种综合作用，是各种因素相互影响、相互补充、共同发挥的整体治疗作用。

首先，灸法的治疗方式是综合性的。如以白芥子等药物贴敷膻中、肺俞、膏肓治疗哮喘的化脓灸，以隔附子饼灸肾俞等穴而抗衰老等，其发挥作用需依靠局部刺激（局部化脓灸、隔物灸）、经络腧穴（特定选穴）、药物等诸多因素，它们相互之间有密切的联系，并不是单一孤立的，治疗作用有赖于它们的共同效果。

其二，治疗的作用是综合性的。灸法的热刺激对局部气血进行调理，在配合药物时必然增加了药物的功效，使艾这种芳香药物在温热环境中更易于被人体吸收。艾灸施于穴位，首先激发穴位的经气，调动经脉功能，使之更好地发挥行气血、和阴阳的整体作用。

其三，人体反应性与治疗作用有综合感应作用。治疗手段（灸法）为外因，只能通过内因（人体反应性）起作用。研究发现，对相同疾病的患者施以相同的灸疗方式，疗效却不尽相同。究其原因，就是人体的反应性各有差异。在中医整体观念和辨证论治思想指导下，临证进行合理选择，灵活运用灸法，方能发挥灸法最大的效能。

第二节　灸法的原则

一、灸法的治疗原则

灸法与中医学的其他治法一样，同样需要辨证论治。这是艾灸治疗疾病必须遵循的原则，在整个治疗过程中均应以治疗原则为指导。根据中医治疗学基本思想和艾灸治疗疾病的具体实践经验，可将灸法治疗原则归纳为辨证与辨经、标本缓急、补虚泻实和三因制宜等。

（一）辨证与辨经

针灸治疗疾病首先须掌握辨证与辨经的关系，疾病总是表现出特有的症状和体征。证候表现于一定的部位，有寒热、虚实的不同性质，并发生在疾病的不同阶段，这些病位、病性、病程都成为辨证的主要内容。辨经，即是辨识疾病的具体部位，这也是《灵枢·官能》所说的"察其所痛，左右上下；知其寒温，何经所在"，以及《素问·皮部论》所说的"别其分部，左右上下，阴阳所在，病之始终"。证候分属于阴阳经脉，阴阳经脉分为上下、左右、前后、手足。所说的"分部"，就是按六经皮部来分析病证部位；"病之始终"则是从疾病发展过程来分辨六经所属。辨证以经络理论为纲来分析全身证候，外证有部位可循，内证有脏腑可属。上下之辨，又可按三焦辨证，各就其重点所在判别其病位和病机，为循经用穴提出合理的依据。辨证要对全身证候做全面的了解。从部位来说，要注意上与下、左与右的不同。从疾病的发生发展来说，要注意其先后的变化。不能只顾局部而忽视整体，只顾眼前而忽视其发展过程。

（二）标本缓急

标与本、缓与急是一个相对的概念，在疾病的发生、发展过程中，标本缓急复杂多变。根据《黄帝内经》"治病必求于本"的治疗思想和临床实践的经验总结，标本缓急的运用原则有以下4点。

1. 治病求本　就是针对疾病的本质进行治疗。临床症状只是疾病反映于外的现象，通过辨证，由表及里、由现象到本质进行分析，找出疾病发生的原因、病变的部位、病变的机制，归纳为某一证型，这一证型大体上概括出疾病的本质。然后，针对这一具体证型立法、立方，以达到治病求本的目的。

2. 急则治标　在特殊情况下，标与本在病机上往往相互夹杂，其证候表现为标病急于本病，如未及时处理，标病可能转为危重病证，论治时则应随机应变，先治标病，后治本病。

3. 缓则治本　在一般情况下，本病病情稳定，或虽可引起其他病变，但无危急证候出现，或标本同病，标病经治疗缓解后，均可按"缓则治本"的原则予以处理。

4. 标本兼治　当标病与本病处于俱缓或俱急的状态时，均可用标本兼治法。《素问·标本病传论》说"间者并行"，指病情稳定，无危害证候者，可用标本兼治的方法。

（三）补虚泻实

《灵枢·经脉》说："盛则泻之，虚则补之。"补虚泻实是指导灸法的基本原则。"虚"是指人体的正气虚弱,"实"是指邪气偏盛。邪正的盛衰决定着病变的虚实,虚实是区别人体病性的两大纲领。补虚就是扶助人体的正气,增强脏腑器官的功能,补益人体的阴阳气血以抗御疾病。泻实就是驱除邪气,以利于正气的恢复。灸法的"补虚"与"泻实",是通过艾灸的方法激发机体本身的调节功能,从而产生补泻的作用,达到扶正祛邪的目的。灸法的补泻包括取穴的不同和操作方法上的差异。取穴上补虚主要是通过补其本经、补其表里经和"虚则补其母"的方法选穴配伍,达到"补"的目的。泻实,主要通过采取泻其本经、泻其表里经和实则泻其子的方法选穴配伍,达到"泻"的目的。操作方法上,补法施灸,须艾火自灭,使火力缓缓透入深层,以补虚扶羸,温阳起陷。而泻法施灸须用口吹使火速燃,不燃至皮肉即予以扫除,力促而短,起到消散作用。

(四)三因制宜

"三因制宜",指因时、因地、因人制宜,即根据季节(包括时辰)、地理和治疗对象的不同情况而制定适宜的治疗方法。

1. **因时制宜** 即根据不同的季节和时辰特点,制定适宜的治疗方法。四时气候的变化,对人体的生理功能、病理变化均可产生一定的影响。一天内的不同时辰,各经脉气血盛衰亦有异。季节影响时辰的变化,有取穴的不同或灸治方法的差异。子午流注针法、灵龟八法、飞腾八法均是择时选穴治疗疾病的方法,也是"因时制宜"治疗原则的具体运用。此外,因时制宜还应把握灸法的有效时机,如治疗痛经一般宜在月经来临前开始治疗等。

2. **因地制宜** 即根据不同的地理环境特点制定适宜的治疗方法。由于地理环境、气候条件和生活习惯的不同,人体的生理活动和病理特点也有区别,治疗方法亦有不同选择。

3. 因人制宜　即根据患者的性别、年龄、体质等不同特点制定适宜的治疗方法。男女性别不同，各有其生理特点，尤其是对于妇女患者经期、怀孕、产后等情况，治疗时须加以考虑。年龄不同，生理功能和病理特点亦不同，治疗时应予区别对待。

二、灸法的取穴原则

艾灸治疗是通过对特定的腧穴进行艾灸来完成的。作为针灸临床治疗的实施方案，配穴处方的得当与否，直接关系到治疗效果的好坏。选取适当的腧穴是配穴处方主要内容之一，人体有 362 个经穴和众多的经外奇穴，每个穴位都有一定的特性，其主治功能不尽相同。只有依据经络、腧穴理论，结合临床具体实践，掌握取穴的一般原则，才能合理地选取适当的腧穴，为正确拟定针灸处方打下基础。灸法处方中腧穴的选取，以脏腑经络学说为指导，以循经取穴为主，并根据不同证候选取不同腧穴。因此，取穴原则主要包括近部取穴、远部取穴和随证取穴。

（一）近部取穴

近部取穴是指选取病痛的所在部位或邻近部位的腧穴，这一取穴原则是根据腧穴普遍具有近治作用的特点提出来的。其应用非常广泛，大凡其症状在体表部位反应较为明显和较为局限的病证，均可按近部取穴原则选取腧穴，予以治疗。例如，鼻病取迎香，口歪取颊车、地仓，胃病取中脘、梁门等，皆属于近部取穴。

（二）远部取穴

远部取穴是指选取距离病痛较远处部位的腧穴，这一取穴原则是根据腧穴具有远治作用的特点提出来的。人体许多腧穴，尤其是四肢肘、膝关节以下的经穴，不仅能治疗局部病证，而且还可以治疗本经循行所及的远隔部位的病证。远部取穴临床上运用非常广泛，具体取穴时既可取所病脏腑经脉的本经腧穴，也可取表里经或其他相关经脉上的腧穴。例如，胃脘疼痛属于胃经的病证，可选取足阳明胃经的足三里，同时可选足太阴脾经的公孙（表里经），必要时还可加取内关（其他相关经脉上的腧穴），这是远部取穴的具体应用。

（三）随证取穴

随证取穴，亦名对证取穴，或称辨证取穴，是指针对某些全身症状或疾病的病因病机而选取腧穴，这一取穴原则是根据中医理论和腧穴主治功能而提出的。近部取穴和远部取穴适用于病痛部位明显或局限者，但临床上有许多疾病往往难以明确其病变部位，如失眠、自汗、盗汗、虚脱、抽搐、昏迷。对于这一类病证，可以按照随证取穴的原则选取适当腧穴。例如，治失眠多梦可选取神门、大陵，治盗汗可选取阴郄、后溪，治虚脱可选取气海、关元，治昏迷可选取素髎、水沟等，均属随证取穴的范畴。有些腧穴对某一方面的病证有特殊的治疗效果，在治疗中经常选用。如属气病的胸闷、气促等取膻中，属血病的血虚、慢性出血等取膈俞，属筋病的筋骨酸痛等取阳陵泉，这些也都属随证取穴的范畴。上述取穴原则在临床上除可单独应用外，还常相互配合应用。例如，治疗哮喘实证，可选取膻中、中府、尺泽、列缺，取中府为近部取穴，取尺泽、列缺为远部取穴，取膻中为随证取穴。

三、灸法的配穴方法

配穴方法是在选穴原则的基础上，选取主治相同或相近、具有协同作用的腧穴并加以配伍应用的方法。配穴是选穴原则的具体应用，配穴是否得当直接影响治疗效果。因此，历代医家非常重视配穴并总结出多种行之有效的配穴方法，主要包括本经配穴、表里经配穴、上下配穴、前后配穴和左右配穴等。配穴时要处理好主与次的关系，坚持少而精的原则，突出主要腧穴的作用，适当配伍次要腧穴。

（一）本经配穴法

某一脏腑、经脉发生病变时，即选取某一脏腑经脉的腧穴，配成处方。如肺病咳嗽，可取局部腧穴肺募中府，同时远取本经之尺泽、太渊，这属于本法的具体运用。

（二）表里经配穴法

本法是以脏腑、经脉的阴阳表里关系作为配穴依据，即某一脏腑经脉有病，取其表里经腧穴组成处方施治。《灵枢·五邪》载："邪在肾，则病骨痛，阴痹……取之涌泉、昆仑。"这就是表里经配合应用。特定穴中的原络配穴法也是本法在临床上的具体运用。

（三）上下配穴法

本法是指将腰部以上腧穴和腰部以下腧穴配合应用的方法。上下配穴法在临床上应用广泛，如治疗胃病取内关、足三里，治疗咽喉痛、牙痛取合谷、内庭，治疗脱肛、子宫下垂取百会、长强。此外，八脉交会穴配合应用等，也属于本法的具体应用。

（四）前后配穴法

前指胸腹，后指背腰。选取前后部位腧穴配合应用的方法称为前后配穴法，亦名腹背阴阳配穴法。《灵枢·官针》所指"偶刺"法和俞募配穴法，均属本法范畴。凡治脏腑疾患均可采用此法。例如，胃痛前取中脘、梁门，后取胃俞、胃仓。

（五）左右配穴法

本法是指选取肢体左右两侧腧穴配合应用的方法。临床应用时，一般左右穴同时取用，以加强协同作用，如心病取双侧心俞、内关，胃病取双侧胃俞、足三里等。风中经络出现面瘫、偏瘫、偏头痛、痹痛等，左右不同名腧穴也可同时并用。如左侧面瘫，取左侧颊车、地仓，并配合右侧合谷等；左侧头角痛，取左侧头维、曲鬓，并配合右侧阳陵泉、侠溪等。

第三节 灸法的适应证与禁忌证

一、灸法的适应证

艾灸与针刺都是通过刺激穴位激发经络的功能而起作用，从而达到调节机体各组织器官功能的治疗目的。概而言之，灸法具有调节阴阳之偏，促使机体功能活动恢复正常的作用。因此，灸法的适应证是十分广泛的。内、外、妇、儿各科的急慢性疾病，不论寒热虚实表里阴阳，都有灸法的适应证。归纳其作用有如下几方面。

（1）灸法可以温经散寒，活血，通痹止痛，用于治疗寒凝血滞、经络痹阻引起的各种病症，如风寒湿痹、痛经、经闭、寒疝腹痛等。

（2）灸法可以疏风解表，温中散寒，用于治疗外感风寒表证及中焦虚寒呕吐、腹痛、泄泻等。

（3）灸法可以温阳补虚，回阳固脱，用于治疗脾肾阳虚、元气暴脱之证，如久泻、久痢、遗尿遗精、阳痿、早泄、虚脱、休克等。

（4）灸法可以补中益气，升阳举陷，用于治疗气虚下陷、脏器下垂之证，如胃下垂、肾下垂、子宫脱垂、脱肛以及崩漏日久不愈等。

（5）灸法可以消瘀散结，拔毒泄热，用于治疗外科疮疡初起，以及瘰疬等证。用于疮疡溃久不愈，有促进愈合、生长肌肉的作用。

（6）灸法可以降逆下气，用于治疗气逆上冲的病症，如气上冲心、肝阳上亢之证可灸涌泉穴治之。

（7）灸法可以防病。保健灸法用于防病保健，有着悠久的历史。《千金要方》记载："凡人吴蜀地游官，体上常须三两处灸之，勿令疮暂差，则瘴疠温疟毒气不能着人也。"《扁鹊心书》云："人于无病时，常灸关元、气海、命门、中脘，虽未得长生，亦可保百余年寿矣。"可见，我们祖先十分重视艾灸在防病保健方面的应用。

二、灸法的禁忌证

（1）凡属实热证或阴虚发热、邪热内炽等证，如高热、高血压危象、肺结核晚期、大量咯血、呕吐、严重贫血、急性传染性疾病、皮肤痈疽疮疖并有发热者，均不宜使用艾灸疗法。

（2）器质性心脏病，伴心功能不全、精神分裂症，以及孕妇的腹部、腰骶部，均不宜施灸。

（3）颜面部、颈部及大血管走行的体表区域、黏膜附近，均不宜直接灸。

三、禁灸穴

凡不可灸治的腧穴被称为禁灸穴。禁灸穴是针灸临床避免事故差错的根据，其意义是深远的。但是，时至今日，人体解剖学已对人体各部详加洞察。很多医师通过实践发现，前人所述的禁灸穴并非皆然，故不可拘泥于古人。

古人认为：凡接近五官、前后二阴及大动脉的腧穴，均不宜用灸法施治。如脑户、风府、哑门、五处、承光、心俞、白环俞、丝竹空、承泣、素髎、人迎、乳中、渊腋、鸠尾、经渠、天府、阴市、伏兔、地五会、膝阳关、迎香、地仓、少府、足通谷、天柱、头临泣、头维、攒竹、睛明、颧髎、下关、天牖、周荣、腹哀、肩贞、阳池、中冲、少商、鱼际、隐白、漏谷、阴陵泉、条口、犊鼻、髀关、申脉、委中、承扶等。这些都是古人的经验之谈。近代针灸临床认为，除了睛明、素髎、人迎、委中等不宜灸外，余穴均可适当采用灸法治疗。

四、灸法的注意事项

（1）施灸前要与患者讲清灸治的方法及疗程，尤其是瘢痕灸，一定要取得患者的同意与合作。瘢痕灸后，局部要保持清洁，必要时要贴敷料，每天换药 1 次，直至结痂为止。在施灸前，要将所选穴位用温水或乙醇（酒精）棉球擦洗干净，灸后局部皮肤注意保持适当温度，防止受凉，影响疗效；瘢痕灸后要注意营养，以助灸疮的发起。

（2）除瘢痕灸外，在灸治过程中要注意防止艾火灼伤皮肤。尤其在颜面部施灸时或幼儿患者要特别注意。如有起疱时，可用乙醇消毒后，用毫针将水疱挑破，外用消毒敷料保护即可。数日后可痊愈。

（3）偶有灸后身体不适者，如身热、头昏、烦躁等，可令患者适当活动身体，饮少量温开水，或针刺合谷、后溪等穴位，可使症状迅速缓解。

（4）施灸时注意安全使用火种，防止烧坏衣服、被褥等物。灸治结束后，必须将燃着的艾绒熄灭，以防事故发生。

（5）灸法操作方法上的补泻，在《灵枢·背俞》中说："以火补之，毋吹其火，须自灭也。以火泻之，疾吹其火。"《针灸大成》曰：

"以火补者，毋吹其火，须待自灭，即接其穴。以火泻者，速吹其火，开其穴也。"意指补法施灸，须艾火自灭，使火力缓缓透入深层，以补虚扶羸，温阳起陷。而泻法施灸须用口吹使火速燃，不燃至皮肉即予以扫除，力促而短，以起到消散作用。

五、影响灸疗效果的要素

取得艾灸疗效的6个要素是艾、灼、穴、久、均、传。

1. 艾　指材料因素。艾具有温经通络、行气活血、祛湿逐寒、消肿散结、回阳救逆等功用。艾叶加工成艾绒作为施灸材料，有其他材料不可比拟的优点：①燃烧时热力温和，能窜透皮肤，直达深部。②艾绒便于搓成大小不同的艾炷，易于燃烧。③取材方便。

2. 灼　指刺激强度因素。从历代医学文献看，有创伤的艾灸疗法效果极佳。艾灼的刺激较强，造成灼伤后可以维持较长时间的刺激。此外，多次短时强刺激可以达到时间整合后的连续强刺激的结果。

3. 穴　指配穴因素。灸不离穴，效由穴生。艾灸一定要针对穴位刺激，即点刺激。这里的穴有两个含义，一是穴位刺激，二是正确配穴。艾灸的取穴不一定多，但要对症，要选对穴。

4. 久　指治疗时间与疗程的影响。从字义上看，久用火则为灸。因此要取得疗效，灸必须久。久也有两个含义，一是每次治疗时间不能太短，二是多疗程。要使人体病理状态发生根本性的转变，久治是不可或缺的。

5. 均　指均衡、连续作用。连续均匀的艾灸刺激是获得疗效的关键，也是灸法之要旨。一般情况下连续均匀的刺激可使刺激量积累，在达到一定作用量后就能出现感传现象。否则感传不能出现，而感传是影响疗效的重要因素。

6. 传　指感传因素。要发挥灸法的作用，必须掌握灸法的基本规律。灸感是灸效的保证。

总之，艾是刺激源，穴是施灸对象，均、久和灼是方法和方法的特征，传是效果。灼中含久，久均则传，六个要素构成一个整体。

此外，施灸的顺序是先灸上，后灸下；先灸背，后灸腹；先灸头，后灸肢；先阳经，后阴经；先少后多。

六、灸伤等级与灸量

（一）灸法与皮肤组织

灸法是通过温度及灸材化学刺激，或利用温度、化学作用使皮肤组织发生一定的变化，从而达到治疗目的。所有的灸治方法必须通过皮肤才能起作用。灸后皮肤的一切变化是灸治的疗效标志。因此应用灸法治病，必须对皮肤的组织结构及其功能有所了解，才能更好地掌握各种灸法，进一步提高其临床疗效。皮肤覆盖在人体表面，柔韧而富有弹性，是人体抵御外界各种有害刺激的第一道防线，为卫气的运行部位，具有保护人体、调节体温、吸收、分泌和排泄以及感觉等功能。皮肤由表皮、真皮和皮下组织三部分组成。表皮在最外层，是复层扁平上皮组织；真皮在表皮下面，主要是纤维组织；皮下组织在真皮下面，主要是脂肪组织。人体各部位皮肤的厚度不同，一般四肢的内侧面和胸腹部较薄，四肢的外侧面、背部、手掌面及足底等处较厚。皮肤的表面有着无数高起的皮皱和下陷的沟纹，它们将皮肤分成高低不平的三角形、菱形和其他形状的小片。皮肤除本身结构外，含有丰富的血管、淋巴和神经纤维，另外还有皮肤的附属器，包括皮脂腺、汗腺、毛发等。

（二）灸伤的等级

1. Ⅰ度灸伤　使用任何灸疗方法，对表皮基底层以上的皮肤组织造成伤害，发生水肿或水疱者，均称之为Ⅰ度灸伤。Ⅰ度灸伤不损害基底层，灸伤的皮肤可以在5~8天内结痂并自动脱落，愈后不留瘢痕，故又称之为无痕损伤性灸。

2. Ⅱ度灸伤　灸治温度对皮肤基底层造成破坏，但未损伤真皮组织，继而发生水肿、溃烂、体液渗出等，称之为Ⅱ度灸伤。受损伤的皮肤在7~20天内结痂并自动脱落，留有永久性浅在瘢痕。

3. Ⅲ度灸伤　连续灸后，所灸部位的大部分或全部真皮组织被破坏，皮肤发生干枯变白，而后水肿、溃烂，形成无菌性化脓者，称之为Ⅲ度灸伤。伤面在20~50天结厚痂并自动脱落，愈后留有较厚的永久性瘢痕。古代所记载的灸疮多为Ⅲ度灸伤，愈合时间较现在为慢，可长达数月之久。

（三）灸伤的处理

1. Ⅰ度灸伤的处理　Ⅰ度灸伤后，95%会发生水疱，一般直径为1cm左右，此时不需任何处理，待其吸收即可。直径2~3cm的水疱多数会破裂，待水流尽，可涂龙胆紫（甲紫）以防感染（禁止剪去疱皮），待结痂自愈。

2. Ⅱ度灸伤的处理　伤面如有水疱，在第5天可剪开疱皮放水，之后剪去疱皮暴露被破坏的基底层。为了延长伤面愈合时间，不使用外伤收敛药物及干燥疗法。为了防止感染，可用含有薄荷的杀菌软膏敷贴，每4日换药1次，待其自愈。

3. Ⅲ度灸伤的处理　伤面不加任何处理，只直接敷贴含薄荷的杀菌软膏即可，每4日换药1次。伤面的无菌脓液不必清理，直至结痂自愈。

（四）灸量与灸效的关系

实验证明，灸量与灸效有相当密切的关系。例如据一组879例次的实验统计，用底面积6mm^2、高8mm的艾炷灸，平均19.6壮出现循经感传，随着壮数的增加，感传逐渐由线状加宽呈带状，速度也逐渐加快。不同灸量对"阳虚"动物脱氧核糖核酸合成率也有不同影响。艾灸命门3壮组与对照组相比差别不显著，但5壮组与对照组比较有非常显著的差异，这说明虽然艾灸命门可以纠正"阳虚"动物的虚损症状，但从脱氧核糖核酸合成率的水平来看，采用5壮要比3壮为好。然而，灸量与疗效的关系，并非都是灸量越大疗效越好。例如，艾灸至阴穴纠正胎位不正的效果，一般都以第1、2次艾灸较明显，第3次以后效果则较差。因此，临证时必须根据不同情况采用不同的灸量。

（五）温和灸的标准

温和灸应以无损伤灸为标准。无损伤灸是以热量及灸材的化学物质、光线等作用给皮肤一定量的刺激，以起到治疗效果的治疗方法。其对皮肤的角质层、透明层都有一定的破坏作用，但这种破坏程度是肉眼观察不到的，故称无损伤灸法。由于无损伤灸没有明显的灼痛感，灸后不起疱、不留瘢痕，因此易为患者所接受。无损伤灸的主要观察标准是皮肤潮红，凡是有温度灸法，都是以皮肤潮红为度。皮肤潮红与皮肤敏感度及部位有关，敏感度较高者，灸的壮数虽少，达到潮红的速度却较快，人体的背面（如背、腰及肢体外侧面）潮红较内侧面慢，较耐温，灸的时间长、壮数多。

第四节　艾灸的常用方法

一、直接灸法

艾炷灸是将纯净的艾绒放在平板之上，用拇、示、中三指边捏边旋转，把艾绒捏紧成规格大小不同的圆锥形艾炷。直接灸，又称明灸，即将艾炷直接置放在皮肤上施灸的一种方法。灸时每燃完1炷，叫作1壮。根据灸后对皮肤刺激的程度不同，直接灸法又分为瘢痕灸和着肤灸两种。

（一）瘢痕灸

瘢痕灸，又称化脓灸，临床上多用小艾炷，亦有用中艾炷者。施灸前先在施术部位上涂以少量凡士林或大蒜液，以增加粘附性和刺激作用，然后放置艾炷，从上端点燃，烧近皮肤时患者有灼痛感，可用手在穴位四周拍打以减轻疼痛。应用此法一般每壮艾炷须燃尽后除去灰烬方可换炷，每换1壮，以纱布蘸冷开水抹净所灸穴位，再涂少许凡士林或大蒜液，1次可灸7～9壮。灸毕，将施灸穴位擦干净后贴敷玉红膏，大约1周可化脓，化脓时每天换膏药1次。灸疮30～45天愈合，之后留有瘢痕。在灸疮化脓期间，局部需注意清洁，避免感染。同时注意饮食、情志调节。《针灸资生经》说："凡着艾得疮，所患即建，不得疮发，其疾不愈。"可见灸疮的发和不发与疗效密切关系。就灸疮而言，它是局部组织经烫伤后产生的化脓现象，有治病保健作用。身体过于虚弱，或患糖尿病、皮肤病的患者不宜使用。临床常用于治疗哮喘、慢性胃肠病、发育障碍、体质虚弱等病症，这种方法灸后遗有瘢痕，故灸前必须征求患者的同意及合作。

（二）着肤灸

着肤灸，又称无瘢痕灸、非化脓灸，临床上多用中、小艾炷。即将艾炷放置于皮肤上，从上端点燃，当燃剩 2/5 左右，患者感到烫时，将艾炷夹去或压灭，换炷再灸，一般灸 3～7 壮，以局部皮肤充血红晕为度。施灸后皮肤不会遗留瘢痕，或起疱后亦不致形成灸疮。此法适用于一切慢性虚寒性疾病，如哮喘、眩晕、慢性腹泻、风寒湿痹和皮肤病等。

二、间接灸法

间接灸，又称隔物灸、间隔灸，即在艾炷与皮肤之间隔垫上某种物品而施灸的一种方法。

古代的隔物灸法种类很多，广泛用于临床各种病证，所隔的物有动物、植物和矿物，多数属于中药。药物又因病、证的不同而不同，既有单方，又有复方。治疗时，既发挥了艾灸的作用，又有药物的功能，故疗效更佳。常用的有隔姜灸、隔蒜灸、隔盐灸、隔附子饼灸等（图 1－2）。现将临床常用的几种方法介绍如下。

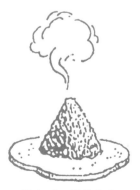

图 1－2　间接灸法

（一）隔姜灸

将鲜生姜切成直径为 2～3cm、厚为 0.2～0.3cm 的薄片，中间以针穿刺数孔，上置艾炷放在应灸的部位，然后点燃施灸。当艾炷燃尽后，可易炷再灸。一般灸 5～10 壮，以皮肤红晕而不起疱为度。在施灸过程中，若患者感觉灼热不可忍受时，可将姜片向上提起，或缓慢移动姜片。此法应用很广，适用于一切外感表证和虚寒病证，对感冒、咳嗽、呕吐、腹痛、泄泻、遗精、阳痿、早泄、不孕、痛经和风寒湿痹等疗效较好。

（二）隔蒜灸

将鲜大蒜头切成 0.2～0.3cm 的薄片，中间以针穿刺数孔，上置艾炷放在应灸的腧穴或患处，然后点燃施灸，待艾炷燃尽，易炷再灸，一般灸 5～7 壮。因大蒜液对皮肤有刺激性，故灸后容易起疱。若不使起疱，可将蒜片向上提起，或缓慢移动蒜片。此法多用于治疗肺结核、腹中积块及未溃疮疡等。此外，还有一种铺灸法。自大椎穴起至腰俞穴铺敷一层蒜泥（2.5cm 厚、6cm 宽），用中艾炷点火施灸，不计壮数，灸至患者自觉口鼻中有蒜味时停灸（长蛇灸）。用此法可治疗虚劳、顽痹等证。

（三）隔附子饼灸

本法以附子片或附子药饼作间隔物。关于药饼的制法，是将附子研成细末，以黄油调和制成直径约 3cm、厚约 0.8cm 的附子饼，中间以针穿刺数孔，上置艾炷，放在应灸腧穴或患处，点燃施灸。由于附子辛温大热，有温肾补阳的作用，故多用于治疗阳虚的阳痿、早泄、遗精和疮疡久溃不敛等病证。药饼灸后可重复使用。

（四）隔盐灸

本法也叫神阙灸。用纯净干燥的食盐填敷于脐部，使其与脐平，上置艾炷施灸，如患者稍感灼痛，即更换艾炷。也可于盐上放置姜片后再施灸，以防止食盐受火爆起而致伤，一般灸 5~9 壮。此法有回阳、救逆、固脱之功，但需连续施灸，不拘壮数，以待脉起、肢温、证候改善。临床常用于治疗急性寒性腹痛、吐泻、痢疾、淋病、中风脱证等。

（五）其他

还有隔豆豉饼灸、隔蒜饼灸、隔巴豆饼灸、隔葶苈饼灸、隔商陆饼灸以及隔香附饼灸等数种方法。灸治方法大多相同，临床可根据药物的功能对证选用。

三、温针灸法

温针灸是将针刺与艾灸相结合的一种方法，适用于既需要针刺留针又须施灸的疾病，多用于虚寒性疾病，如风寒湿痹。在针刺得气后，在针柄上穿置一段长 2~3cm 的艾卷施灸，或在针上搓捏少许艾绒点燃施灸。直待燃尽，除去灰烬，再将针取出。此法是一种简便易行的针灸并用的方法，其艾绒燃烧的热力可通过针体传入体内，使其发挥针和灸的作用，达到治疗目的。应用此法应注意防止灰火脱落烧伤皮肤。

四、艾卷灸法

艾卷灸又称艾条灸，即用桑皮纸包裹艾绒并卷成圆筒形的艾卷，也称艾条，将其一端点燃，对准穴位或患处施灸的一种方法。有关艾卷灸的最早记载，见于明代朱权的《寿域神方》一书，其中有"用纸实卷艾，以纸隔之点穴，于隔纸上用力实按之，待腹内觉热，汗出即瘦"的记载。后来发展为在艾绒内加进药物，再用纸卷成条状艾卷施灸，名为"雷火神针"和"太乙神针"。在此基础上又演变为现代的单纯艾卷灸和药物艾卷灸。

按操作方法的不同，艾卷灸可分为实按温热灸、悬起温和灸两种。

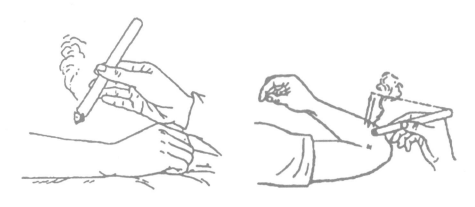

图 1-3　艾卷灸

（一）实按温热灸

施灸时，先在施灸腧穴部位或患处垫上布或纸数层。然后将艾卷的一端点燃，乘热按到施灸部位上，使热力透达深部，若艾火熄灭，再点再按；或者以布 6~7 层裹艾火熨于穴位，若火熄灭，再点再熨。每穴可按灸 5~7 次。最常用的为太乙神针和雷火神针。

1. 太乙神针　艾绒 100g，硫黄 6g，麝香、乳香、没药、松香、桂枝、杜仲、枳壳、皂角、细辛、川芎、独活、穿山甲①、雄黄、白芷、全蝎各 1g。上药研成细末，和匀。以桑皮纸 1 张，约 30cm 见方，摊平，先取艾绒 24g，均匀铺在纸上，次取药末 6g 均匀掺在艾绒里，然后卷紧如爆竹状，外用鸡蛋清涂抹，再糊上桑皮纸 1 层，两头各留空 3cm，捻

---

① 在 2020 年版《中华人民共和国药典》中，穿山甲未被收录，此处仅供参考。

紧即成。本针方具有通经活络、散瘀活血、温中散寒、祛风除湿、避秽解毒、宣痹镇痛的作用，适用于风寒湿痹、痿证、腹痛及泄泻等。

2. 雷火神针 沉香、木香、乳香、茵陈、羌活、干姜、穿山甲各9g，麝香少许，艾绒100g。本针方具有温中化湿、理气镇痛、祛风通络、舒筋活血的作用，其制法、适应证与太乙神针相同。

（二）悬起温和灸

悬起温和灸按其操作方法又可分为温和灸、雀啄灸、回旋灸等。

1. 温和灸 将艾卷的一端点燃，对准应灸的腧穴或患处，距离皮肤2~3cm处进行熏烤，使患者局部有温热感而无灼痛为宜，一般每穴灸10~15分钟，至皮肤红晕为度。如果遇到患者局部知觉减退或是小儿患者时医者可将示、中两指置于施灸部位两侧，这样可以通过医者的手指来测知患者局部受热程度，以便随时调节施灸时间和距离，防止烫伤。适用于各种病证。

2. 雀啄灸 施灸时，艾卷点燃的一端对准穴位，与施灸部位的皮肤并不固定在一定的距离，而是像鸟雀啄食一样，一上一下施灸。一般可灸5分钟左右。适用于治疗小儿疾病或急救晕厥等。

3. 回旋灸 施灸时，艾卷点燃的一端与施灸部位的皮肤虽保持一定的距离，但不固定，而是向左右方向移动或旋转施灸。一般艾卷距离皮肤2~3cm，灸20~30分钟，适用于风湿痛、神经性麻痹及广泛性皮炎。

五、其他灸法

其他灸法即非艾灸法，是指以艾绒以外的物品作为施灸材料的灸治方法。常用的有以下几种。

（一）灯火灸

灯火灸，又称灯草焠、灯草灸、油捻灸，也称神灯照，是民间沿用已久的简便灸法。取 10～15cm 长的灯心草或纸绳，蘸香油或其他植物油，浸渍长 3～4cm，点燃起火后快速对准穴位猛一接触，听到"叭"的一声后迅速离开，如无爆炸之声可重复 1 次。此法主要用于小儿疳腮、乳蛾、吐泻、麻疹、惊风等病证。

（二）天灸

天灸又称药物灸、发疱灸，是将一些具有刺激性的药物，涂敷于穴位或患处，敷后皮肤可起疱，或仅使局部充血潮红。所用药物多是单味中药，也有用复方，其常用的有蒜泥灸、细辛灸、天南星灸等数十种。

1. 细辛灸　取细辛适量，研为细末，加醋少许调和成糊状，敷于穴位上，外覆油纸，以胶布固定。如敷涌泉或神阙穴治小儿口腔炎等。

2. 天南星灸　取天南星适量，研为细末，用生姜汁调和成糊状，敷于穴位上，外覆油纸，以胶布固定。如敷于颊车、颧髎穴治疗面神经麻痹等。

3. 白芥子灸　将白芥子适量，研成细末，用水调和成糊状，敷贴于腧穴或患处，外敷油纸，以胶布固定。一般可用于治疗关节痹痛、口眼歪斜，或配合其他药物治疗哮喘等。

4. 蒜泥灸　将大蒜（紫皮大蒜最佳）捣如泥状，取 3～5g 贴敷于穴位上，敷料固定，敷灸 1～3 小时，以局部皮肤发痒、发红起疱为度。如敷涌泉穴治疗咯血，敷合谷穴治疗扁桃体炎，敷鱼际穴治疗喉痹等。《本草纲目》对大蒜贴敷作用指出："捣膏敷脐，能达下焦，消水，利大小便；贴足心能引热下行，治泄泻暴痢及干湿霍乱，止衄血。"

5. 三伏灸　据中医理论"春夏养阳""冬病夏治"，在伏天穴位敷贴以预防和治疗冬日咳喘、鼻炎等。用细辛、甘遂、白芥子、延胡索、辛夷各等份，研末，用生姜汁调成糊状，每穴涂药面约 3cm × 3cm，持续约 2 小时（根据患者皮肤敏感程度适当延长或缩短），擦掉药面。局部先有热、痛及红晕等反应，有时起疱，挑破流尽黄水，涂以甲紫（龙胆紫）即可；也可将上药与适量 30% 樟脑配调成糊状敷贴。取肺俞、风门、膏肓俞（双侧）、膻中、大椎等穴治疗，每年三伏初、中、末各贴 1 次，连续贴 3 次为 1 个疗程。

（三）电热灸

电热灸是用电热仪及一个可调直流稳压电源，根据治疗需要调节电压及电流大小，使电流通过特制的探头产生热量，达到施灸的目的。本法具有祛风散寒、宣痹除湿、温中止泻、理气镇痛等作用，适用于风寒湿痹、寒性腹痛及腹泻等。

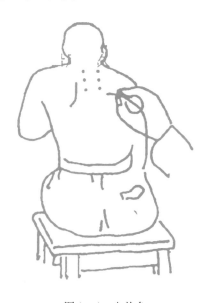

图 1-4　电热灸

（四）火龙灸

火龙灸是在中医学传统针灸理论基础上，结合现代医学知识演变而来的一种通过经络加温给药的方式以疏通背部、腹部经络的新疗法。即先在患者背上或腹部敷上一层浸有秘制中药的纱布，而后盖上温湿毛巾，撒上酒精点燃，通过灸疗的温和火力逐步把药力渗透，经任督二脉经络的传导，激发经气，内达脏腑，外通肢节，达到强壮真元、调和阴阳、温通气血、引邪外出的作用。

1. 灸方组成　精选艾叶、巴戟天、淫羊藿、杜仲、枸杞子、何首乌、肉桂、细辛、延胡索、花椒、红花、生姜等20余味中药组方而成。

2. 主治

（1）强直性脊柱炎、肌筋膜炎、风湿性关节炎、腰椎间盘滑脱症、颈椎病、产后风等见有颈、腰、背、双膝及双下肢冷痛，痹证日久，证属肝肾两亏、气血不足者。

（2）男子阳痿，兼见腰足酸软、眩晕耳鸣、肢冷怯寒、舌胖淡、苔白腻、脉沉迟，证属命门火衰、精气虚寒者。

（3）女子宫寒、痛经或带下病，兼见下肢浮肿、形寒肢冷、性欲下降、白带清稀、身重乏力、小腹冷感、舌胖淡、苔白腻、脉沉细，证属肾阳虚寒者。

（4）胃寒冷痛、五更泻，证属脾肾阳虚者。

（5）可用于排毒养颜、祛斑祛痘、减肥等美容方面。

3. 操作

（1）用毛巾将患者的头发全部包好，以避免酒精燃烧时不慎烧到头发。

（2）把用中药液浸泡好的纱布条从瓶中取出来，逐条循经络走向摆放在患者背部督脉、膀胱经第1侧线或腹部的任脉上。

（3）把一条湿毛巾轻盖在摆好的纱布条上，上面再盖一层湿毛巾。

（4）沿纱布条的摆放形状，用注射器在毛巾上洒上酒精。

（5）点燃酒精，可以看到在患者背部或腹部形成了一条或数条"火龙"。

（6）密切关注患者感受，若患者感到皮肤灼热，应立刻用备好的湿毛巾按照从头至脚的方向扑灭火焰。

（7）在患者深呼吸的同时，沿背部督脉及膀胱经点穴按压。

（8）热感减退后再倒酒精、点火，反复操作 3~5 次。

（9）灸疗之后，取下患者身上覆盖的毛巾，可以看到患者背部或腹部出现一条较宽的潮红色反应带，有细密的水珠渗出。用干毛巾替患者轻轻擦干背部或腹部的汗珠。

（10）5 次为 1 个疗程，隔 2 天治疗 1 次。

4. 注意事项

（1）操作需细心大胆，防止烫伤。

（2）纱布一定要浸透药物。

（3）操作过程注意随时询问患者的温热感受。

（4）注意灸疗"火候"，以患者感觉舒适无灼痛，灸后药纱布由黄变白、由湿变干，患者灸疗的部位出现潮红色反应带，有细密的水珠渗出为度。只有"火候"到了，疗效才会明显。

（5）治疗中，部分患者即觉有一股强烈的温热感从腰背部或腹部传至下肢，经久不去，此时效果最佳。

第五节　经　络

一、经络的含义及分布规律

经络是人体气血运行的通道。它内属于脏腑，外络于肢节，沟通于脏腑与体表之间，将人体脏腑组织器官联系成为一个有机的整体，并借以行气血，营阴阳，使人体各部的功能活动得以保持协调和相对的平衡。经络是经脉和络脉的总称，是人体联络、运输和传导的体系。经，有路径的含义，经脉贯通上下，沟通内外，是经络系统中的主干；络，有网络的含义，络脉是经脉别出的分支，较经脉细小，纵横交错，遍布全身。

十二经脉的循行特点：凡属六脏的经脉称"阴经"，它们从六脏发出后，多循行于四肢内侧及胸腹部，上肢内侧者为手三阴经，下肢内侧者为足三阴经。凡属六腑的经脉为"阳经"，它们从六腑发出后，多循行四肢外侧面及头面、躯干部，上肢外侧者为手三阳经，下肢外侧者为足三阳经。此外，十二经脉在体表循行及四肢分布都具有一定的规律（图 1-5，1-6）。

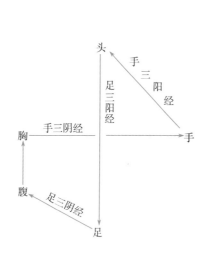
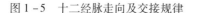

图 1-5　十二经脉走向及交接规律

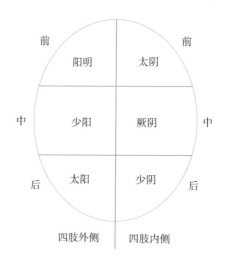

图 1-6　十二经脉在四肢分布的一般规律

二、十二经脉循行及其病候

（一）手太阴肺经

【体表循行】自胸部外上方始，起于乳头外 2 寸纵线，第 1 肋间隙，沿上肢内侧前行至肱二头肌桡侧缘、肘窝、寸口，止于拇指内侧端（图1-7）。

【体内联系】属肺，络大肠，联系咽喉。

【主要病候】咳嗽、气喘、气短、咯血、咽痛、外感伤风、循环部位痛麻或活动受限等。

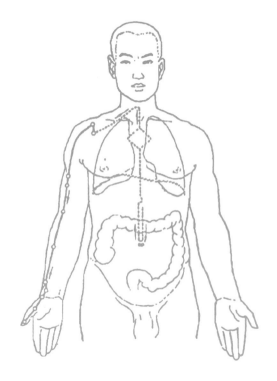

图1-7 手太阴肺经循行路线图

（二）手阳明大肠经

【体表循行】自上肢外侧前行。起于示指末端，至虎口、前臂桡侧、肘部外侧、上臂外侧前缘、肩峰前缘、前颈部、鼻唇部，止于鼻孔两侧（图1-8）。

【体内联系】属大肠，络肺，联系下齿龈。

【主要病候】腹痛、肠鸣、泄泻、便秘、咽喉肿痛、齿痛，本经循行部位疼痛、热肿或寒冷麻木等。

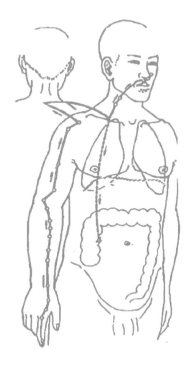

图 1-8　手阳明大肠经循行路线图

（三）足阳明胃经

【体表循行】自颌面部始，起于目下承泣，至前颈部，沿胸部乳头纵线、腹部脐旁 2 寸纵线下行，再沿下肢外侧前行，行于髂前上棘与外膝眼连线、胫骨外 1 横指纵线，止于第 2 趾外侧端（图 1-9）。

【体内联系】属胃，络脾，与上齿、喉咙、目、鼻、乳联系。

【主要病候】肠鸣腹胀、水肿、胃痛、呕吐或消谷善饥、口渴、咽喉肿痛、鼻塞，以及胸部及膝踝等本经循行部位疼痛、热病、发狂等。

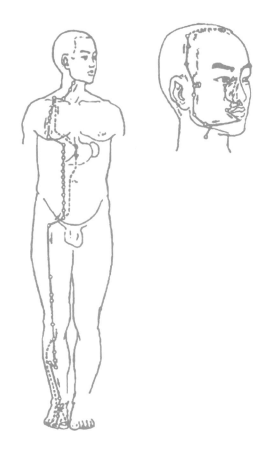

图1-9 足阳明胃经循行路线图

（四）足太阴脾经

【体表循行】自下肢内侧中前行。起于足大趾末端，至内踝前、小腿肚、膝股部内侧前缘，沿腹部脐旁4寸纵线、胸部乳外2寸纵线上行，至第2肋间隙，止于腋中线上第6肋隙（图1-10）。

【体内联系】属脾，络胃，与咽、舌、心有联系。

【主要病候】胃脘痛、食则呕、嗳气、腹胀便溏、黄疸、身重无力、舌根强痛、下肢内侧肿胀、厥冷。

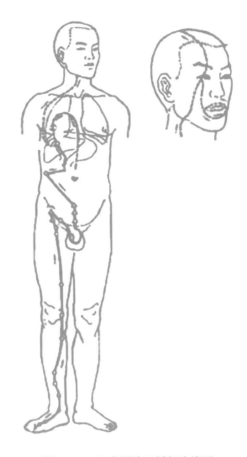

图 1 - 10　足太阴脾经循行路线图

（五）手少阴心经

【体表循行】自上肢内侧后行。起于腋窝中央，至肘横纹尺侧端、掌后豌豆骨部，止于小指内侧末端。

【体内联系】属心，络小肠，与目、咽喉有联系。

【主要病候】心痛、咽干、口渴、目黄、胁痛、上臂内侧痛、手心发热等。

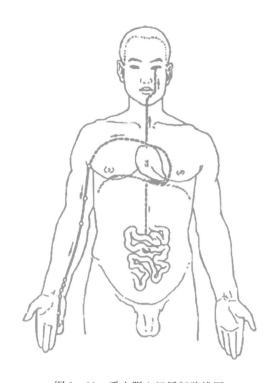

图 1-11 手少阴心经循行路线图

（六）手太阳小肠经

【体表循行】自上肢外侧后行。起于手小指外侧端，至尺骨小头、尺骨鹰嘴与肱骨内上髁之间，绕行肩胛部、颧部、耳部，止于耳前听宫穴（图 1-12）。

【体内联系】属小肠，络心，与食管、胃、耳、目有联系。

【主要病候】少腹痛、腰脊痛引睾丸、耳聋、目黄、颊肿、咽喉肿痛、肩臂外侧后缘痛等。

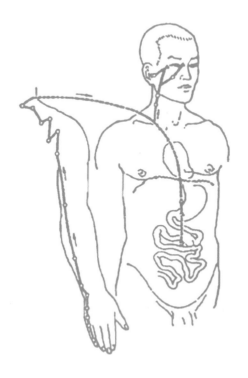

图 1 - 12　手太阳小肠经循行路线图

（七）足太阳膀胱经

【体表循行】自额顶部始，起于目内眦，至眉头，沿头前后正中线旁开 1.5 寸下行，至后颈部，自脊柱旁开 1.5 寸、3 寸纵线沿背、腰、骶部下行，至下肢后侧中行，又至臀下横纹、腘窝、腿肚中央、外踝后方，止于小趾外侧端（图 1 - 13）。

【体内联系】属膀胱，络肾，与目、脑有联系。

【主要病候】小便不通、遗尿、癫狂、疟疾、目痛、见风流泪、鼻塞多涕、头痛，以及项、背、臀部及下肢循行部位痛麻等。

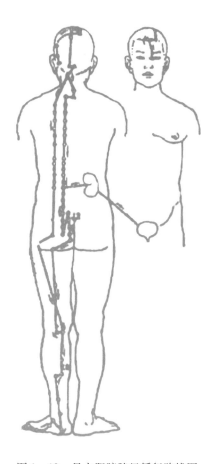

图 1 - 13　足太阳膀胱经循行路线图

（八）足少阴肾经

【体表循行】沿下肢内侧后行。起于足心，至内踝后方、小腿腓肠肌内侧、大腿内侧后缘，沿腹部脐旁 0.5 寸纵线上行，再沿胸部乳头内 2 寸纵线上行，止于锁骨下缘（图 1 - 14）。

【体内联系】属肾，络膀胱，与肝、肺、喉咙、舌、肺、心有联系。

【主要病候】咯血、气喘、舌干、咽喉肿痛、水肿、大便秘结、泄泻、腰痛、大腿内后侧痛、痿弱无力、足心热等。

（九）手厥阴心包经

【体表循行】自胸外侧始，起于乳头外1寸，沿上肢内侧中行，至肱二头肌及其肌腱尺侧缘、掌长肌腱与桡侧腕屈肌腱之间，止于中指指端（图1-15）。

【体内联系】属心包，络三焦。

【主要病候】心痛、胸闷、心悸、心烦、癫狂、腋肿、肘臂挛痛、掌心发热等。

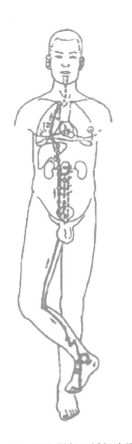

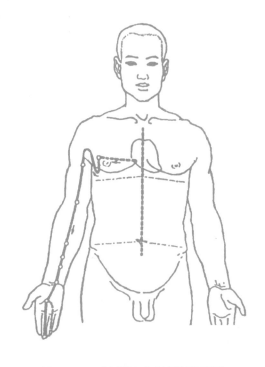

图1-14　足少阴肾经循行路线图　　　　图1-15　手厥阴心包经循行路线图

（十）手少阳三焦经

【体表循行】自上肢外侧中部循行。起于环指末端，至尺桡骨之间、肘尖、上臂外侧、肩中部、耳颞部、耳后、耳屏上切迹，止于眉梢（图1-16）。

【体内联系】属三焦，络心包，与耳、目有联系。

【主要病候】腹胀、水肿、遗尿、小便不利、耳聋、喉咽肿痛、目赤肿痛、颊肿、耳后、肩臂肘部外侧痛等。

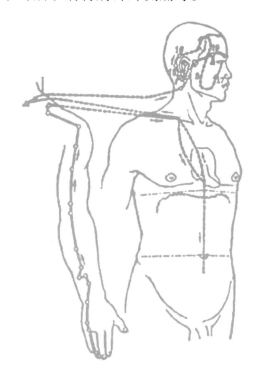

图1-16 手少阴三焦经循行路线图

（十一）足少阳胆经

【体表循行】自侧头部始，起于目外眦，至耳前、耳后颞部、侧颈部（胸锁乳突肌上端后缘）、侧胸侧腹部（腋前线、第12肋端），沿下肢外侧中行，至腓骨小头前下方、腓骨前缘，再至第4、5跖骨间，止于第4趾外侧端（图1-17）。

【体内联系】络肝，属胆，与耳、目有联系。

【主要病候】口苦、目眩、疟疾、头痛、面痛、目外眦痛，以及缺盆部、腋下、胸胁、股及下肢外侧、足外侧痛等。

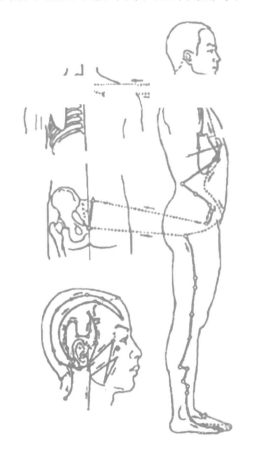

图1-17　足少阳胆经循行路线图

（十二）足厥阴肝经

【体表循行】自下肢内侧前中行。起于足大趾上第1、2跖骨间，至胫骨内侧面中央、侧腹侧胸部，绕阴器，至第11肋端，止于乳头直下第6肋间隙处（图1-18）。

【体内联系】属肝，络胆，与喉咙、目、头顶、唇、外生殖器有联系。

【本经病候】腰痛、胸满、呃逆、遗尿、小便不利、疝气、少腹肿等症。

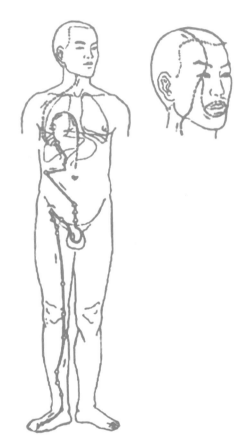

图1-18　足厥阴肝经循行路线图

三、十五络脉循行及主治

络脉是由经脉分出行于浅层的支脉。十二经脉和任、督二脉各自别出一络，加上脾之大络，总称十五络脉，或十五别络。

十五络脉的分布规律：十二经脉的别络均从本经四肢肘膝以下的络穴分出，走向其相表里的经脉，即阴经别络于阳经，阳经别络于阴经。任脉的别络从鸠尾分出以后散布于腹部；督脉的别络从长强分出经背部向上散布于头，左有别走足太阳经；脾之大络从大包分出以后散布于胸胁。

四肢部的十二络脉主要沟通表里两经，躯干部的三络起到渗灌气血的作用。

（一）手太阴络脉

手太阴络脉，名列缺，起于腕关节上方桡骨茎突后的分肉之间，在腕后 1.5 寸处，走向手阳明经脉；其支脉与手太阴经脉并行，直走入手掌中，散布在大鱼际部。其病变，实证为手掌和手腕部灼热，虚证为呵欠、尿频、遗尿，可取手太阴络穴治疗。本络止于手阳明大肠经。

（二）手阳明络脉

手阳明络脉，名偏历，在腕关节后 3 寸处分出，走向手太阴经脉；其支脉向上沿着臂膊，经过肩髃，上行到下颌角处，遍布于牙齿根部；其支脉进入耳中，与耳目所聚集的许多经脉（宗脉）会合。其病变，实证为龋齿痛、耳聋，虚证为齿冷、经气痹阻不畅，可取手阳明络穴治疗。

（三）足阳明络脉

足阳明络脉，名丰隆，在距离外踝上 8 寸处分出，走向足太阴经；其支脉沿着胫骨外缘，向上联络头项部（会大椎），与各经的脉气相会合，向下联络喉咙和咽峡部。其病变为气厥逆则患喉部肿痛、突然音哑，实证为发生癫病、狂病，虚证为足胫部弛缓无力、肌肉萎缩，可取足阳明络穴治疗。

（四）足太阴络脉

足太阴络脉，名公孙，在距离足大趾本节后方 1 寸处分出，走向足阳明经；其支脉进入腹腔，与肠胃相联络。其病变，气厥逆则霍乱、上吐下泻，实证为腹部绞痛，虚证为腹部胀气，可取足太阴络穴治疗。

（五）手少阴络脉

手少阴络脉，名通里，在腕关节后 1 寸处分出上行，沿着本经进入心中，向上联系舌根部，归属于眼后，联系于脑部。其变病，实证为胸膈部支撑胀满，虚证为不能言语，可取手少阴络穴治疗。本络走向手太阳小肠经脉。

（六）手太阳络脉

手太阳络脉，名支正，在腕关节后 5 寸处，向内侧注入手少阴心经；其支脉上行经肘部，上络于肩髃部。其病变，实证为关节弛缓、肘部痿废不用，虚证为皮肤赘生小疣，可取手太阳络穴治疗。

（七）足太阳络脉

足太阳络脉，名飞扬，在外踝上 7 寸处分出，走向足少阴经脉。其病变，实证见鼻塞、鼻流清涕、头痛背痛，虚证见鼻流清涕、鼻出血，可取足太阳络穴治疗。

（八）足少阴络脉

足少阴络脉，名大钟，在内踝后绕行足跟，走向足太阳经；其支脉与本经相并上行，走到心包下，外行通过腰脊部。其病变，脉气厥逆可见心胸烦闷，实证见二便不通，虚证见腰痛，可取足少阴络穴治疗。

（九）手厥阴络脉

手厥阴络脉，名内关，在腕关节后2寸处，出于两筋之间；分支走向手少阳经脉，并沿经向上连系于心包，散络于心系。其病变，实证见心痛，虚证见心中烦乱，可取手厥阴络穴治疗。

（十）手少阳络脉

手少阳络脉，名外关，在腕关节后2寸处分出，绕行于臂膊的外侧，进入胸中，会合于心包。其病变，实证见肘关节拘挛，虚证见肘关节不能屈伸运动，可取手少阳络穴治疗。

（十一）足少阳络脉

足少阳络脉，名光明，在距离外踝上5寸处分出，走向足厥阴经脉，向下联络足背。其病变，实证见足部厥冷，虚证见下肢瘫痪、不能起立，可取足少阳络穴治疗。

（十二）足厥阴络脉

足厥阴络脉，名蠡沟，在距内踝上5寸处分出，走向足少阳经脉；其分支经过胫骨部，上行到睾丸部，结在阴茎处。其病变，气厥逆则睾丸肿胀、突发疝气，实证见阳强不倒，虚证见阴部暴痒，取足厥阴络穴治疗。

（十三）任脉络脉

任脉络脉，名鸠尾（尾翳），从鸠尾部散布于腹。其病变，实则腹部皮肤疼痛，虚则瘙痒，可取任脉络穴鸠尾治疗。

（十四）督脉络脉

督脉络脉，名长强，从长强挟脊旁上行向项部，散布于头上，当肩胛两边，其分支与足太阳膀胱经相通，贯穿脊旁筋内。其病变，实证为脊强，虚证为头重，可取督脉络穴长强治疗。

（十五）脾之大络

脾之大络，名大包，从渊腋下 3 寸处由足太阴脾经分出，散布于胸胁部。其病变，实证为全身尽痛，虚证为周身骨节松弛无力，可取脾之大络穴大包治疗。

四、奇经八脉循行、病候及交会穴

奇经八脉是任脉、督脉、冲脉、带脉、阴维脉、阳维脉、阴跷脉、阳跷脉的总称。它们与十二正经不同，既不直属脏腑，又无表里配合，故称"奇经"。其生理功能主要是对十二经脉和脏腑之气起到蓄积、渗灌的调节作用。

任脉为诸条阴经交会之脉，故称"阴脉之海"，具有调节全身阴经经气的作用。督脉为"阳脉之海"，诸阳经均与其交会，具有调节全身阳经经气的作用。冲脉为"十二经之海"，十二经脉均与其交会，具有涵蓄十二经气血的作用。带脉约束诸经。阴维脉、阳维脉分别调节六阴经和六阳经的经气，以维持阴阳协调、平衡。阴跷脉、阳跷脉共同调节肢体运动和眼睑的开阖功能。

奇经八脉中的腧穴，大多寄附于十二经之中，唯任、督二脉各有其专属的腧穴，故与十二经相提并论，合称为"十四经"。

（一）督脉

【经脉循行】起于少腹内，下出于会阴部，向后行于脊柱的内部；上达项后风府，进入脑内，上行巅顶，沿前额下行至鼻柱。

【主要病候】脊柱强痛、角弓反张等症。

【交会腧穴】长强、陶道、大椎、哑门、风府、脑户、百会、水沟、神庭。

（二）任脉

【经脉循行】起于少腹内，下出会阴部，向上行于阴毛部，沿着腹内向上经过关元等穴，到达咽喉部，再上行环绕口唇，经过面部，进入目眶下。

【主要病候】疝气、带下、腹中结块等症。

【交会腧穴】会阴、曲骨、中极、关元、阴交、下脘、中脘、上脘、天突、廉泉、承浆。

（三）冲脉

【经脉循行】起于少腹内，下出于会阴部，向上行于脊柱内，其外行者经气冲与足少阴肾经交会，沿着腹部两侧上达咽喉，环绕口唇。

【主要病候】腹部气逆而拘急。

【交会腧穴】会阴、阴交、气冲、横骨、大赫、气穴、四满、中注、肓俞、商曲、石关、阴都、通谷、幽门。

（四）带脉

【经脉循行】起于季胁部的下面，斜向下行到带脉、五枢、维道穴，横行绕身一周。

【主要病候】腹满、腰部觉冷如坐水中。

【交会腧穴】带脉、五枢、维道。

（五）阴维脉

【经脉循行】起于小腿内侧，沿大腿内侧上行到腹部，与足太阴经相合，过胸部，与任脉会于颈部。

【主要病候】心痛、忧郁。

【交会腧穴】筑宾、府舍、大横、腹哀、期门、天突、廉泉。

（六）阳维脉

【经脉循行】起于足跟外侧，向上经过外踝，沿足少阳经上行髋关节部，经胁肋后侧，从腋后上肩，至前额，再到项后，合于督脉。

【主要病候】恶寒发热、腰痛。

【交会腧穴】金门、阳交、臑俞、天髎、肩井、头维、本神、阳白、头临泣、目窗、正营、承灵、脑空、风池、风府、哑门。

（七）阴跷脉

【经脉循行】起于足舟骨的后方，上行内踝的上面，直上沿大腿内侧，经过阴部，向上沿胸部内侧，进入锁骨上窝，上经人迎的前面，过颧部，到目内眦，与足太阳经和阳跷脉相会合。

【主要病候】多眠、癃闭、足内翻等。

【交会腧穴】照海、交信、睛明。

（八）阳跷脉

【经脉循行】起于足跟外侧，经外踝上行腓骨后缘，沿股部外侧和胁后上肩，过颈部上挟口角，进入目内眦，与阴跷脉会合，再沿足太阳经上额，与足少阳经合于风池。

【主要病候】目痛从内眦始、不眠、足外翻等。

【交会腧穴】申脉、仆参、跗阳、居髎、臑俞、肩髃、巨骨、天髎、地仓、巨髎、承泣、睛明、风池。

五、经络在临床施治上的应用

（一）经络诊法

由于经络是人体通内达外的通道，在生理功能失调时又是病邪传变的途径，具有反映病候的特点，故临床某些疾病常常在经络循行路线上或相应的腧穴上有所反应，例如出现明显的压痛，或结节、条索状等反应物，以及相应的部位皮肤色泽、形态、温度、电阻等的变化。因此，通过对经络或某些腧穴的检查可以协助诊断疾病。

《灵枢·九针十二原》记载："五脏有疾也，应出十二原，而原各有所出，明知其原，睹其应，而知五脏之害矣。"强调了人体脏腑发生疾病时在十二经相应的原上会出现一些病理反应。反之，按压某些相应的特定穴位，出现明显压痛时则有助于诊断疾病。如疟疾患者，可在募穴天枢出现压痛；肝病患者可在肝俞出现压痛，即所谓的"诊募察俞"；又如急性阑尾炎患者往往在足三里下 1~2 寸或大肠下合穴上巨虚出现压痛。此外，还可以在其相应的腧穴进行循按、触摸，以探其阳性反应，如局部硬结、隆起、凹陷、条索状或圆状反应物等，推断何经、何脏发生了疾病，从而协助临床诊断。

由于脏腑发生的病理变化可以通过经络反应于体表相关的部位或穴位，故检查方法也由简单的按压、触摸而发展到仪器的检测。如采用电测定法探测体表原穴、募穴等相应的特定穴的阻抗值变化，以及对十二经井穴进行感觉程度测定等，以判断人体的经络气血失衡状况和相应脏腑经脉的病情变化，从而为诊断疾病提供参考。

（二）经络辨证

由于经络有一定的循行部位及所络属的脏腑，故根据体表相关部位发生的病理变化可推断疾病所在的经脉。十二经脉各有其所主疾病，如"是动病""是主某所生病""外经病（证）""脏腑病（证）"。如头痛一病，痛在前额者多与阳明经有关，痛在两侧者多与少阳经有关，痛在后项者多与太阳经有关，痛在巅顶者多与督脉、足厥阴经有关。临床上亦可根据所出现的症状，结合其所联系的脏腑，进行辨证归经。

如咳嗽、鼻流清涕、胸闷，或胸外上方、上肢内侧前缘疼痛等，与手太阴肺经有关；脘腹胀满、胁肋疼痛、食欲缺乏、嗳气吞酸等，与足阳明胃经和足厥阴肝经有关。十二经为正经，主疾病之常；奇经八脉为十二经的错综组合，其所主病证又有其特殊性，主疾病之变。

（三）循经取穴

经络各有所属腧穴，腧穴于分经之外还有不同的类别，腧穴以经络为纲，经络以腧穴为目，经络的分布既有纵向的分线关系，还有横向的分部关系，这种纵横关系结合有关腧穴，其意义更为明显。循经取穴的意义应当从这种关系去全面理解，按经络远道取穴是循经，按经络邻近取穴也是循经。经脉的"是主某所生病"，说的就是这一经穴的主治症，这主要以四肢部经穴为依据，如咳嗽气促取列缺、尺泽。作为特定穴的四肢经穴井、荥、输、原、经、合、络等，在头面躯干部有处于分段关系的脏腑募穴及众多的交会穴。对脏腑来说，取用头面躯干部的经穴是近取法，如耳病取耳门、翳风，胃病取中脘、梁门；取四肢部的经穴是远取法，如《针灸聚英·肘后歌》云："头面之疾针至阴，脚腿有疾风府寻，心胸有疾少府泻，脐腹有疾曲泉针。"

循经远取和远近配合，在临床治疗中具有重要意义。循经远取如《四总穴歌》所载："肚腹三里留，腰背委中求，头项寻列缺，面口合谷收。"病取中脘、胃俞、内关、足三里、公孙是远近配法，远近配合得当，疗效更佳。左右配穴法以循行交叉的特点为取穴依据，《黄帝内经》中"巨刺""缪刺"就属此类，如左侧面瘫取右侧合谷，左侧头痛取右侧阳陵泉、侠溪。以脏腑经脉的阴阳表里关系为配穴依据，即表里配穴法。《灵枢·五邪》说："邪在肾，则病骨痛阴痹。阴痹者，按之而不得，腹胀腰痛，大便难，肩背颈项痛，时眩。取之涌泉、昆仑。"

第六节 腧　穴

一、腧穴概述

腧穴是人体脏腑、经络之气输注出入的特殊部位。"腧"通"输","穴"是空隙的意思。

（一）腧穴的分类

1. 十四经穴　简称"经穴",即分布在十二经脉和任督二脉上的腧穴。它们具有主治本经病的共同作用,是腧穴中的主要部分。

2. 奇穴　指既有穴名,又有明确的位置,但尚未归入十四经系统的腧穴,也称"经外奇穴"。奇穴的分布比较分散,对某些病症有一定的特异性治疗作用,如太阳穴治头痛、阑尾穴治阑尾炎等。随着经络学说的不断完善发展,奇穴大多逐渐归入十四经穴。

3. 阿是穴　又叫压痛点,古人称之为"以痛为腧"。它既无具体名称,又无固定位置,而是以压痛点或其他反应点作为腧穴。阿是穴实际上是尚未命名的腧穴,是经穴产生的基础。

（二）腧穴的作用

1. 近治作用　是一切腧穴主治作用所具有的共同特点,如所有腧穴均能治疗该穴所在部位及邻近组织器官的局部病症。

2. 远治作用　是十四经腧穴主治作用的基本规律。在十四经穴中,尤其是十二经脉在四肢肘膝关节以下的腧穴,不仅能治疗局部病症,还可治疗本经循行所及的远隔部位的组织器官脏腑的病症,有的甚至可影响全身的功能。如合谷不仅可治上肢病,还可治颈部及头部疾患，同时还可治疗外感发热病。足三里不但治下肢病，而且对调整消化系统功能，甚至人体防卫、免疫反应等方面都具有一定的作用。

3. 特殊作用　指某些腧穴所具有的双向良性调节作用和相对特异性。如天枢可治泄泻，又可治便秘；内关在心动过速时可减慢心率，心动过缓时又可提高心率。相对特异性如大椎退热、至阴矫正胎位等。

总之，十四经穴的主治作用可归纳为：本经腧穴可治本经病，表里经腧穴能治疗表里两经病，邻近经穴能配合治疗局部病。各经主治既有其特殊性，又有其共同性。

（三）腧穴的定位

能否准确取穴和针灸疗效的关系很大，临床常用的腧穴定位与取穴方法有下列几种。

1. 骨度分寸法　它是将人体的各个部位分别规定其折算长度，作为量取腧穴的标准。取用时，将设定的骨节两端之间长度分成几等份，每一等份为 1 寸。无视男女老幼，胖瘦高矮，均以此标准折量作为自身量取腧穴的依据（图 1-19）。

2. 解剖标志法　①固定标志：指不受人体活动影响而固定不移的标志，如五官、毛发、指（趾）甲、乳头、肚脐及各种骨节突起和凹陷部。这些自然标志固定不移，有利于腧穴的定位，如两眉之间取印堂，两乳之间取膻中等。②动作标志：指必须采取相应的动作才能出现的标志，如张口于耳屏前方凹陷处取听宫，握拳于手掌横纹头取后溪等。

3. 手指同身寸　是以患者的手指为标准并进行测量定穴的方法。临床常用以下三种：①横指同身寸：又名"一夫法"，是令患者将示指、中指、环指、小指并拢，以中指中节横纹为标准，将四指宽度定义为 3 寸，本法适于四肢、下腹部的直寸和背部的横寸。②拇指同身寸：是以患者拇指指关节的宽度作为 1 寸，亦适用于四肢部的直寸取穴。③中指同身寸：是以患者的中指中节屈曲时内侧两端横纹头之间作为 1 寸，可用于四肢部取穴的直寸和背部取穴的横寸（图 1 – 20）。

4. 简便取穴法　临床上常用的一种简便易行的取穴方法，如两耳尖直上取百会，两手虎口交叉示指端取列缺，垂手中指端取风市等（图 1 – 21）。

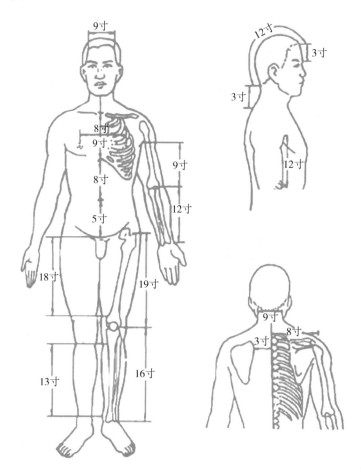

图 1 – 19　骨度分寸法

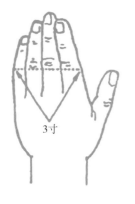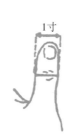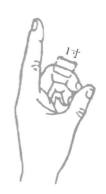

图 1-20　手指同身寸

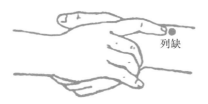

图 1-21　简便取穴法

二、常用穴位的定位及主治

（一）手太阴肺经

手太阴肺经腧穴包括中府、云门、天府、侠白、尺泽、孔最、列缺、经渠、太渊、鱼际、少商，共 11 穴，主治外感、头痛、项强、咳痰喘等。

1. 中府

【定位】在胸壁外上方，云门穴下 1 寸，平第 1 肋间隙，距正中线 6 寸（图 1-22）。

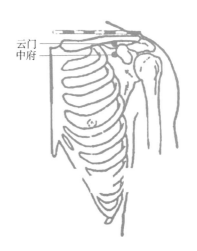

图 1-22

【主治】咳嗽，气喘，胸痛，肩背痛。

【灸法】灸 3 ~ 5 壮，或 5 ~ 20 分钟。

2. 尺泽

【定位】在肘横纹中，肱二头肌腱桡侧凹陷处（图 1 - 23，1 - 24）。

【主治】咳嗽，气喘，咯血，潮热，胸部胀满；咽喉肿痛；急性腹痛吐泻；小儿惊风；肘臂挛急。

【灸法】灸 3 ~ 5 壮，或 5 ~ 10 分钟。

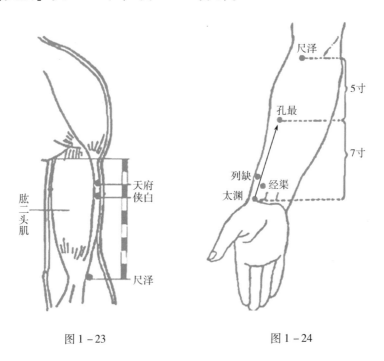

图 1 - 23　　　　　　　　　　图 1 - 24

3. 孔最

【定位】在前臂掌面桡侧，当尺泽与太渊连线上，腕横纹上 7 寸（图 1 - 24）。

【主治】急性咯血，痔疮出血，鼻衄，咳嗽气喘；咽喉肿痛；前臂疼痛。

【灸法】灸 3～5 壮，或 5～15 分钟。

4. 列缺

【定位】在前臂桡侧缘，桡骨茎突上方，腕横纹上 1.5 寸，当肱桡肌与拇长展肌腱之间（图 1-24，1-25）。

【主治】头项病外感所致的偏正头痛，项强，口眼歪斜，牙痛，咽喉肿痛，咳嗽气喘。

【灸法】灸 3～5 壮，或 5～10 分钟。

5. 太渊

【定位】在腕掌侧横纹桡侧，桡动脉搏动处（图 1-24）。

【主治】咳嗽痰多，气喘乏力；血管性疾病，如无脉症，头痛；偏瘫，下肢冷痛无力，手腕痛，呃逆。

【灸法】灸 1～3 壮，或 5～10 分钟。

6. 鱼际

【定位】在拇指本节（第 1 掌指关节）后凹陷处，约当第 1 掌骨中点桡侧，赤白肉际处（图 1-25）。

【主治】哮喘；咽喉肿痛，发热，失声；咳嗽，咯血。

【灸法】灸 3～5 壮，或 5～10 分钟。

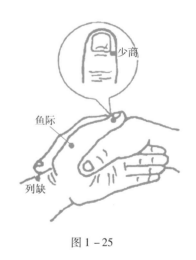

图 1-25

7. 少商

【定位】在拇指末节桡侧，距指甲根角侧上方 0.1 寸（图 1-25）。

【主治】咽喉肿痛，咳嗽，鼻衄，发热，昏迷，癫狂，指端麻木。

【灸法】灸 3～5 壮，或 5～10 分钟。

（二）手阳明大肠经

手阳明大肠经腧穴包括商阳、二间、三间、合谷、阳溪、偏历、温溜、下廉、上廉、手三里、曲池、肘髎、手五里、臂臑、肩髃、巨骨、天鼎、扶突、口禾髎、迎香，共20穴，主治头面病、五官病、咽喉病、热病及经脉循行部位的其他病症。

1. 商阳

【定位】在示指末节桡侧，距指甲角0.1寸（图1-26）。

【主治】咽喉肿痛，牙痛；热病昏迷；示指端麻木。

【灸法】灸1~3壮，或3~5分钟。

2. 合谷

【定位】在手背，第1、2掌骨间，当第2掌骨桡侧的中点处（图1-26，1-27）。

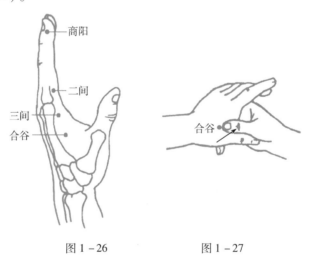

图1-26   图1-27

【主治】头面一切疾患，如外感头痛，身痛，头晕，目赤肿痛，鼻渊，鼻衄，下牙痛，牙关紧闭，耳聋，疟腮，面肿，面瘫，面肌抽搐，咽肿失声等；恶寒，发热，热病无汗，汗出不止；痛经，经闭，滞产；胃痛，腹痛，便秘，泄泻痢疾；半身不遂，指挛臂痛，小儿惊风，狂躁；疔疮，瘾疹，疥疮；各种疼痛。

【灸法】灸 5~7 壮，或 5~20 分钟。

3. 阳溪

【定位】在腕背横纹桡侧，拇指向上翘起时，当拇短伸肌腱与拇长伸肌腱之间的凹陷中（图 1-28）。

【主治】前头痛，目赤肿痛，牙痛；手腕无力。

【灸法】灸 3~5 壮，或 5~10 分钟。

4. 手三里

【定位】屈肘在前臂背面桡侧，当阳溪与曲池的连线上肘横纹下 2 寸（图 1-28）。

【主治】腹痛，腹泻；上肢不遂；臂痛，腰扭伤。

【灸法】灸 3~5 壮，或 5~20 分钟。

5. 曲池

【定位】屈肘，在肘横纹外侧端，当尺泽与肱骨外上髁连线中点（图 1-28，1-29）。

【主治】一切热病，发热，咽痛，疟疾，半身不遂，肩痛不举，膝关节肿痛，头痛，头晕，目赤肿痛，视物不清，牙痛；月经不调，风疹，湿疹，荨麻疹，丹毒，腹痛吐泻，癫狂。

【灸法】灸 3~7 壮，或 5~10 分钟。

6. 臂臑

【定位】在臂外侧，三角肌止点处，当曲池与肩髃连线上，曲池上 7 寸（图 1-29）。

【主治】目疾畏光，焦灼感，重感，红肿疼痛，视力减弱，辨色模糊等，瘰疬，肩臂痛，颈项拘急。

【灸法】灸 3~7 壮，或 5~10 分钟。

7. 肩髃

【定位】在肩部三角肌上，臂外展或向前平伸时，当肩峰前下方凹陷处（图1-29）。

【主治】上肢不遂，肩痛不举，瘰疬。

【灸法】灸3~7壮，或5~20分钟。

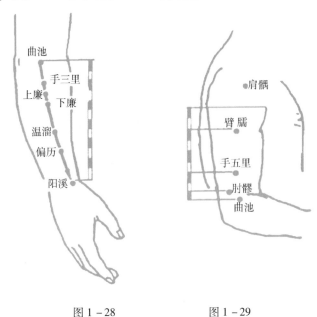

图1-28　　　　　　　　　图1-29

8. 迎香

【定位】在面部鼻唇沟内的上段，横平鼻翼中部，口禾髎穴外上方1寸处（图1-30）。

【主治】鼻塞，不闻香臭，鼻衄，鼻渊，口眼歪斜，面痒，面浮肿，鼻息肉，面痉挛。

【灸法】灸3~5壮，或5~10分钟。

（三）足阳明胃经

足阳明胃经腧穴包括承泣、四白、巨髎、

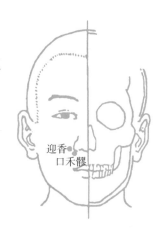

图1-30

地仓、大迎、颊车、下关、头维、人迎、水突、气舍、缺盆、气户、库房、屋翳、膺窗、乳中、乳根、不容、承满、梁门、关门、太乙、滑肉门、天枢、外陵、大巨、水道、归来、气冲、髀关、伏兔、阴市、梁丘、犊鼻、足三里、上巨虚、条口、下巨虚、丰隆、解溪、冲阳、陷谷、内庭、厉兑，共45穴。主治胃肠病、头面五官病、神志病、热病及经脉循行部位的其他病症。

1. 四白

【定位】在面部，瞳孔直下，当眶下孔凹陷处（图1-31）。

【主治】近视，目翳，目赤痒痛；眼睑痉挛，口眼歪斜；面痛。

【灸法】1~3壮，或5~10分钟。

2. 地仓

【定位】在面部，口角外侧，上直对瞳孔（图1-31）。

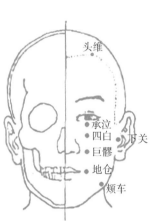

图1-31

【主治】口喝，流涎；眼睑痉挛，口角抽动。

【灸法】灸3~7壮，或5~10分钟。

3. 颊车

【定位】在面颊部，下颌角前上方约一横指（中指），当咀嚼时咬肌隆起，按之凹陷处（图1-31）。

【主治】颊肿，口歪；下牙痛，牙关紧闭，张口困难。

【灸法】灸3~7壮，或10~20分钟。

4. 下关

【定位】在面部耳前方，当颧弓与下颌切迹所形成的凹陷中（图1-31）。

【主治】耳聋，耳鸣；牙痛，鼻塞；口眼歪斜，张口困难，面痛。

【灸法】隔物灸3~5壮，或5~10分钟。

5. 头维

【定位】在头侧部，当额角发际上0.5寸，头正中线旁开4.5寸（图1-31）。

【主治】头痛，头晕目眩；眼痛，迎风流泪，视物不明，眼睑痉挛。

【灸法】灸5~10分钟。

6. 乳根

【定位】在胸部，乳头直下，乳房根部，第5肋间隙，距前正中线4寸（图1-32）。

【主治】乳痈，乳汁少；胸痛，咳喘。

【灸法】灸3~5壮，或5~10分钟。

7. 天枢

【定位】在腹中部，距脐中旁2寸（图1-32）。

【主治】腹胀肠鸣，绕脐痛，便秘，泄泻，痢疾；月经不调，痛经，闭经。

【灸法】灸3~5壮，或10~30分钟。

8. 水道

【定位】下腹部，脐中下3寸，距前正中线2寸（图1-32）。

【主治】小腹胀满，小便不利；痛经，不孕，疝气，便秘。

【灸法】灸3~7壮，或5~30分钟。

9. 归来

【定位】在下腹部，脐中下4寸，距前正中线2寸（图1-32）。

【主治】阴挺，月经不调，闭经，白带；疝气，腹痛；尿闭，遗尿，阴冷肿痛。

【灸法】灸 3～7 壮，或 10～30 分钟。

10. 髀关

【定位】在大腿前面，髂前上棘与髌底外侧端的连线上，屈股时，平会阴，居缝匠肌外侧凹陷处（图 1－33）。

【主治】下肢痿痹，中风偏瘫；腰膝冷痛。

【灸法】灸 3～5 壮，或 5～15 分钟。

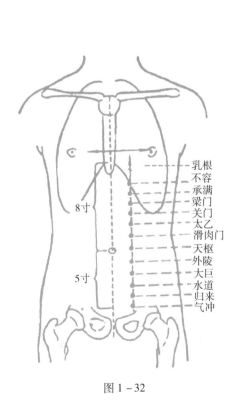

乳根
不容
承满
梁门
关门
太乙
滑肉门
天枢
外陵
大巨
水道
归来
气冲

8寸

5寸

图 1－32

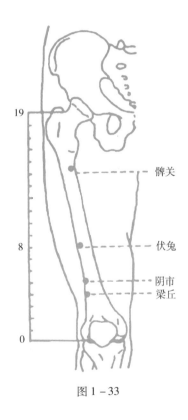

髀关

伏兔

阴市
梁丘

图 1－33

11. 犊鼻

【定位】屈膝，在膝部，髌骨与髌韧带外侧凹陷中（图 1－34）。

【主治】膝关节肿痛，屈伸不利。

【灸法】灸 3～5 壮，或 5～30 分钟。

12. 足三里

【定位】在小腿前外侧，当犊鼻下 3 寸，距胫骨前缘一横指（中指）（图 1 – 34，1 – 35）。

【主治】胃痛，呕吐，噎膈，腹胀，肠鸣，泄泻，消化不良，痢疾，便秘，腹痛，乳痛；虚劳羸瘦，心悸气短，纳差乏力，头晕失眠；咳嗽气喘；膝关节疼痛，中风偏瘫，脚气水肿；癫狂；气虚下陷之胃下垂，子宫脱垂，脱肛；风疹，哮喘；月经不调，滞产，不孕。

【灸法】灸 5 ~ 10 壮，或 10 ~ 40 分钟。

13. 上巨虚

【定位】在小腿前外侧，当犊鼻下 6 寸，距胫骨前缘一横指（中指）（图 1 – 34）。

【主治】肠痈，腹痛，肠鸣，便秘，泄泻；下肢痿痹，脚气。

【灸法】灸 3 ~ 5 壮，或 10 ~ 30 分钟。

14. 下巨虚

【定位】在小腿前外侧，当犊鼻下 9 寸，距胫骨前缘一横指（中指）（图 1 – 34）。

【主治】小腹痛，泄泻，痢疾；下肢痿痹。

【灸法】灸 3 ~ 5 壮，或 5 ~ 20 分钟。

15. 丰隆

【定位】在小腿前外侧，当外踝尖上 8 寸，条口外，距胫骨前缘两横指（中指）（图 1 – 34）。

【主治】咳嗽，痰多，哮喘；癫狂，癫痫，头痛，眩晕；下肢不遂。

【灸法】灸 5 ~ 10 壮，或 10 ~ 30 分钟。

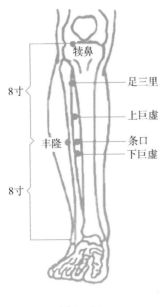

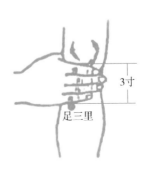

图 1 – 34   图 1 – 35

16. 陷谷

【定位】在足背，当第 2、3 跖骨结合部前方凹陷处（图 1 –36）。

【主治】急慢性胃炎、肠炎；面浮身肿，足背肿痛。

【灸法】灸 3 ~ 5 壮，或 5 ~ 15 分钟。

（四）足太阴脾经

足太阴脾经腧穴包括隐白、大都、太白、公孙、商丘、三阴交、漏谷、地机、阴陵泉、血海、箕门、冲门、府舍、腹结、大横、腹哀、食窦、天溪、胸乡、周荣、大包，共 21 穴。主治脾胃病、妇科病、前阴病及经脉循行部位的其他病症。

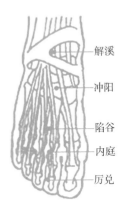

图 1 – 36

1. 公孙

【定位】在足内侧缘，第1跖骨基底部的前下方（图1-37）。

【主治】急性胃脘痛，胃脘堵闷，不思饮食，绕脐腹痛，泄泻，便血；心痛，胸闷，胁胀；月经不调，胎衣不下，产后血晕。

【灸法】灸3～5壮，或5～15分钟。

2. 三阴交

【定位】在小腿内侧，当足内踝尖上3寸，胫骨内侧缘后方（图1-38）。

【主治】月经不调，痛经，崩漏，赤白带下，经闭，阴挺，难产，产后血晕，恶露不尽，久不成孕，梦遗，遗精，阳痿，早泄，阴茎痛，疝气，睾丸缩腹；遗尿，尿闭，水肿，小便不利；脾胃虚弱，肠鸣，腹胀，泄泻，足疾，脚气，肌肉疼痛；皮肤病，湿疹，荨麻疹；失眠，头痛头晕，两胁下痛等。

【灸法】灸3～10壮，或5～30分钟。

3. 地机

【定位】在小腿内侧，当内踝尖与阴陵泉的连线上，阴陵泉下3寸（图1-38）。

【主治】腹痛，泄泻；小便不利，水肿；月经不调，痛经，遗精，阳痿，腰痛。

【灸法】灸3～7壮，或10～20分钟。

4. 阴陵泉

【定位】在小腿内侧，当胫骨内侧后下方凹陷处（图1-38）。

【主治】小便不利或失禁，水肿；腹胀，泄泻，黄疸；膝内侧疼痛；阴茎痛，痛经，妇人阴痛等。

【灸法】灸3～7壮，或10～20分钟。

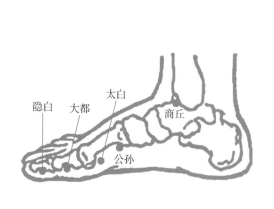

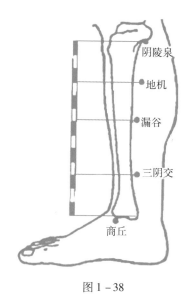

图 1 - 37

图 1 - 38

5. 血海

【定位】屈膝，髌骨内上缘上 2 寸，当股四头肌内侧头的隆起处（图 1 - 39）。

【主治】月经不调，痛经，经闭，瘾疹，湿疹，丹毒。

【灸法】灸 3 ~ 5 壮，或 5 ~ 30 分钟。

6. 大横

【定位】在腹中部，距脐中 4 寸（图 1 - 40）。

【主治】泄泻，便秘，腹痛。

（五）手少阴心经

手少阴心经腧穴包括极泉、青灵、少海、灵道、通里、阴郄、神门、少府、少冲，共 9 穴。主治心胸疾病、神经系统疾病，以及经脉循行部位的其他病症。

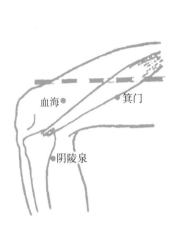

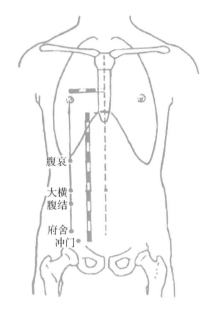

图 1 - 39   图 1 - 40

1. 极泉

【定位】在腋窝顶点，腋动脉搏动处（图 1 - 41）。

【主治】胸闷气短，心痛心悸，悲愁不乐；中风偏瘫，肩臂疼痛，胸胁胀痛。

【灸法】灸 5 ~ 10 分钟。

2. 少海

【定位】屈肘，在肘横纹内侧端与肱骨内上髁连线中点处（图 1 - 42）。

【主治】心痛，肘臂挛痛，麻木，手颤；瘰疬，腋胁痛。

【灸法】灸 3 ~ 5 壮，或 5 ~ 15 分钟。

3. 通里

【定位】在前臂掌侧，当尺侧腕屈肌腱的桡侧缘，腕横纹上 1 寸（图 1 - 42）。

【主治】暴喑，舌强不语，胸臂痛；心悸，怔忡。

【灸法】灸 2～5 壮，或 5～15 分钟。

4. 神门

【定位】在腕部，腕掌横纹尺侧端，尺侧腕屈肌腱的桡侧凹陷处（图 1-43）。

【主治】失眠健忘，心烦惊悸，癫狂，痴呆。

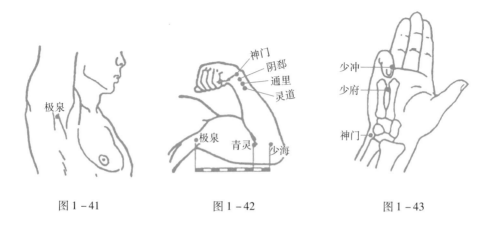

图 1-41　　　　　　　图 1-42　　　　　　　图 1-43

（六）手太阳小肠经

手太阳小肠经腧穴包括少泽、前谷、后溪、腕骨、阳谷、养老、支正、小海、肩贞、臑俞、天宗、秉风、曲垣、肩外俞、肩中俞、天窗、天容、颧髎、听宫，共 19 穴。主治头、项、耳、目、喉咽病，热病、神志病，以及经脉循行部位的其他病症。

1. 后溪

【定位】在手掌尺侧，微握拳，当小指本节（第 5 掌指关节）后的远侧掌横纹头赤白肉际（图 1-44）。

【主治】头项强痛，疟疾，腰骶痛，手指及肘臂挛急；癫狂，痫证；耳聋，目赤；盗汗。

【灸法】灸 3～5 壮，或 5～15 分钟。

2. 阳谷

【定位】腕背横纹尺侧端尺骨小头前凹陷中（图1-44）。

【主治】颔肿，耳鸣耳聋，头眩目痛，肩臂腕痛，舌强口噤。

【灸法】灸3～7壮，或10～20分钟。

3. 养老

【定位】在前臂背面尺侧，当尺骨小头近端桡侧凹陷中（图1-44）。

【主治】目视不明；肩、背、肘、臂酸痛，急性腰痛。

【灸法】灸3～7壮，或10～20分钟。

4. 支正

【定位】在前臂背面尺侧，当阳谷与小海的连线上，腕背横纹上5寸（图1-45）。

【主治】关节松弛无力，肘部酸痛；皮肤赘生小疣；寒热头痛，目眩。

【灸法】灸3～5壮，或5～10分钟。

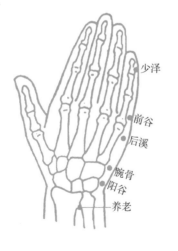

图1-44

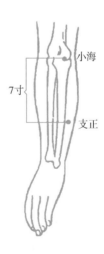

图1-45

5. 肩贞

【定位】在肩关节后下方，臂内收时，腋后纹头上1寸（指寸）（图1-46）。

【主治】肩臂疼痛，瘰疬，耳鸣。

【灸法】灸2~3壮，或5~10分钟。

6. 臑俞

【定位】在肩部，当腋后纹头直上，肩胛冈下缘凹陷中（图1-46）。

【主治】肩臂疼痛；瘰疬。

【灸法】灸3~5壮，或10~20分钟。

7. 天宗

【定位】在肩胛部，当冈下窝中央凹陷处，与第4胸椎相平（图1-46）。

【主治】肩胛疼痛，气喘，乳痈。

【灸法】灸3~5壮，或10~20分钟。

8. 颧髎

【定位】在面部，当目外眦直下，颧骨下缘凹陷处（图1-47）。

【主治】口眼歪斜，眼睑瞤挛；牙痛，颊肿。

【灸法】灸2~3壮，或5~10分钟。

9. 听宫

【定位】在面部，耳屏前，下颌骨髁状突的后方，张口时呈凹陷处（图1-47）。

【主治】耳鸣，耳聋，聤耳；牙痛，牙关不利。

【灸法】灸2~3壮，或5~10分钟。

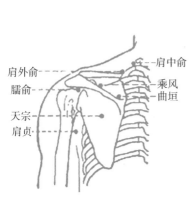

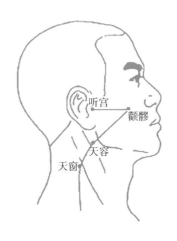

图 1-46   图 1-47

(七) 足太阳膀胱经

足太阳膀胱经腧穴包括睛明、攒竹、眉冲、曲差、五处、承光、通天、络却、玉枕、天柱、大杼、风门、肺俞、厥阴俞、心俞、督俞、膈俞、肝俞、胆俞、脾俞、胃俞、三焦俞、肾俞、气海俞、大肠俞、关元俞、小肠俞、膀胱俞、中膂俞、白环俞、上髎、次髎、中髎、下髎、会阳、承扶、殷门、浮郄、委阳、委中、附分、魄户、膏肓、神堂、譩譆、膈关、魂门、阳纲、意舍、胃仓、肓门、志室、胞肓、秩边、合阳、承筋、承山、飞扬、跗阳、昆仑、仆参、申脉、金门、京骨、束骨、足通谷、至阴，共 67 穴。主治头、项、目、背、腰、下肢部病症及神志病。背部第 1 侧线的背俞穴及第 2 侧线相平的腧穴，主治与其相关的脏腑病症和有关的组织器官病症。

1. 攒竹

【定位】在面部，当眉头陷中，眶上切迹处（图 1-48）。

【主治】眉棱骨痛，目视不明，目赤肿痛；呃逆；腰痛。

【灸法】慎灸。

2. 曲差

【定位】在头部，当前发际正中直上 0.5 寸，旁开 1.5 寸，即神庭与头维连线的内 1/3 与中 1/3 交点上。

【主治】头痛，鼻塞，鼻衄，目视不明。

【灸法】灸 2～3 壮，或 5～10 分钟。

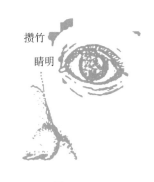

攒竹
睛明

图 1－48

3. 天柱

【定位】在项部，大筋（斜方肌）之外缘后发际中，约当后发际正中旁开 1.3 寸（图 1－49）。

【主治】头晕，目眩；头痛，项强，肩背痛；鼻塞，咽喉痛。

【灸法】灸 5～7 壮，或 5～10 分钟。

4. 大杼

【定位】在背部，当第 1 胸椎棘突下，旁开 1.5 寸（图 1－49）。

【主治】各种骨病（骨痛，肩、腰、骶、膝关节痛）；发热，咳嗽，头痛鼻塞。

【灸法】灸 3～7 壮，或 10～30 分钟。

5. 风门

【定位】在背部，当第 2 胸椎棘突下，旁开 1.5 寸（图 1－49）。

【主治】伤风，咳嗽；发热，头痛，项强，胸背痛。

【灸法】灸 3～10 壮，或 10～30 分钟。

6. 肺俞

【定位】在背部，当第 3 胸椎棘突下，旁开 1.5 寸（图 1－49）。

【主治】发热，咳嗽，咯血，盗汗，鼻塞；毛发脱落，痘，疹，疮，癣。

【灸法】灸 3～10 壮，或 10～30 分钟。

7. 厥阴俞

【定位】在背部，当第4胸椎棘突下，旁开1.5寸（图1-49）。

【主治】心痛，心悸；咳嗽，胸闷；牙痛。

【灸法】灸3~10壮，或10~30分钟。

8. 心俞

【定位】在背部，当第5胸椎棘突下，旁开1.5寸（图1-49）。

【主治】心痛，心悸，胸闷，气短；咳嗽，吐血；失眠，健忘，癫痫；梦遗，盗汗。

【灸法】灸3~10壮，或10~30分钟。

9. 膈俞

【定位】在背部，第7胸椎棘突下，旁开1.5寸（图1-49）。

【主治】急性胃脘痛，呃逆，噎膈，便血；咳嗽，气喘，吐血，骨蒸盗汗。

【灸法】灸3~10壮，或10~30分钟。

10. 肝俞

【定位】在背部，当第9胸椎棘突下，旁开1.5寸（图1-49）。

【主治】胁痛，黄疸；目疾，吐衄；癫狂，脊背痛。

【灸法】灸3~10壮，或10~30分钟。

11. 胆俞

【定位】在背部，当第10胸椎棘突下，旁开1.5寸（图1-49）。

【主治】黄疸，口苦，胁痛；肺痨，潮热。

【灸法】灸3~9壮，或5~30分钟。

12. 脾俞

【定位】在背部，当第11胸椎棘突下，旁开1.5寸（图1-49）。

【主治】腹胀，黄疸，呕吐，泄泻，痢疾，便血；水肿。

【灸法】灸 3~9 壮，或 5~30 分钟。

13. 胃俞

【定位】在背部，当第 12 胸椎棘突下，旁开 1.5 寸（图 1-49）。

【主治】胃脘痛，呕吐；腹胀，肠鸣。

【灸法】灸 3~9 壮，或 5~30 分钟。

14. 肾俞

【定位】在腰部，当第 2 腰椎棘突下，旁开 1.5 寸（图 1-49）。

【主治】遗尿，小便不利，水肿；遗精，阳痿，月经不调，白带；耳聋，耳鸣，咳嗽，气喘；中风偏瘫，腰痛，骨病。

【灸法】灸 3~9 壮，或 5~30 分钟。

15. 气海俞

【定位】在腰部，当第 3 腰椎棘突下，旁开 1.5 寸（图 1-49）。

【主治】腹胀，肠鸣，痔漏；痛经，腰痛。

【灸法】灸 3~7 壮，或 5~25 分钟。

16. 大肠俞

【定位】在腰部，当第 4 腰椎棘突下，旁开 1.5 寸（图 1-49）。

【主治】腹胀，泄泻，便秘，痔疮出血；腰痛。

【灸法】灸 5~10 壮，或 10~30 分钟。

17. 关元俞

【定位】在腰部，当第 5 腰椎棘突下，旁开 1.5 寸（图 1-49）。

【主治】腰骶痛；腹胀，泄泻；小便频数或不利，遗尿。

【灸法】灸 3~7 壮，或 5~30 分钟。

18. 膀胱俞

【定位】在骶部，当骶正中嵴旁 1.5 寸，平第 2 骶后孔（图 1-49）。

【主治】小便不利，遗尿；腰脊强痛，腿痛。

【灸法】灸3~7壮，或5~30分钟。

19. 次髎

【定位】在骶部，当骶后上棘内下方，第2骶后孔处（图1-49）。

【主治】遗精，阳痿；月经不调，赤白带下；腰骶痛，下肢疾病。

【灸法】灸5~7壮，或5~30分钟。

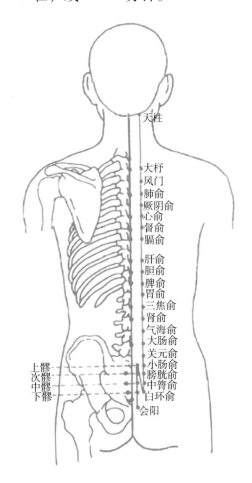

天柱

大杼
风门
肺俞
厥阴俞
心俞
督俞
膈俞

肝俞
胆俞
脾俞
胃俞
三焦俞
肾俞
气海俞
大肠俞
关元俞
小肠俞
膀胱俞
中膂俞
白环俞
会阳

髎髎髎髎
上次中下

图1-49

20. 承扶

【定位】在大腿后面，臀下横纹的中点（图 1 - 50）。

【主治】腰、骶、臀股部疼痛，痔疾。

【灸法】灸 3 ~ 5 壮，或 10 ~ 20 分钟。

21. 殷门

【定位】在大腿后面，当承扶与委中的连线上，承扶下 6 寸（图 1 - 51）。

【主治】腰痛，下肢痿痹。

【灸法】灸 3 ~ 5 壮，或 10 ~ 20 分钟。

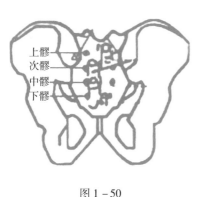

图 1 - 50

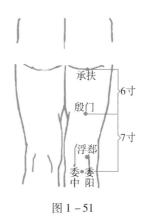

图 1 - 51

22. 委中

【定位】在膝后区，腘横纹中点（图 1 - 51，1 - 52）。

【主治】腰脊疼痛，筋脉挛急，半身不遂，下肢痿痹；丹毒，皮疹，周身瘙痒，疔疮，腹痛吐泻；遗尿，小便不利。

【灸法】灸 3 ~ 5 壮，或 5 ~ 10 分钟。

23. 附分

【定位】在背部，当第 2 胸椎棘突下，旁开 3 寸。

【主治】颈项强痛，肩背拘急，肘臂麻木。

【灸法】灸3~7壮，或5~30分钟。

24. 膏肓

【定位】在背部，当第4胸椎棘突下，旁开3寸。

【主治】肺痨，咳嗽气喘；纳差，便溏，消瘦乏力；遗精，盗汗，健忘；肩背酸痛。

【灸法】灸5~10壮，或10~30分钟。

25. 志室

【定位】在腰部，当第2腰椎棘突下，旁开3寸（图1-53）。

【主治】遗精，阳痿，小便不利，水肿；腰脊强痛。

【灸法】灸5~10壮，或10~30分钟。

26. 秩边

【定位】在臀部，平第4骶后孔，骶正中嵴旁开3寸（图1-53）。

【主治】腰腿痛，下肢痿痹；小便不利，便秘，痔疾。

【灸法】灸3~7壮，或10~30分钟。

27. 承山

【定位】在小腿后面正中，委中与昆仑之间，当伸直小腿或足跟上提时，腓肠肌肌腹下出现尖角凹陷处（图1-52）。

【主治】痔疮，便秘；腰腿拘急疼痛；脚气。

【灸法】灸3~7壮，或10~20分钟。

28. 飞扬

【定位】在小腿后面，当外踝后，昆仑穴直上7寸，承山外下方1寸处（图1-52）。

【主治】头痛，目眩，鼻衄；腰腿疼痛无力；痔疾。

【灸法】灸3~7壮，或10~20分钟。

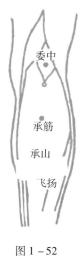

图 1 - 52

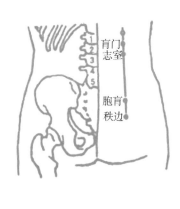

图 1 - 53

29. 昆仑

【定位】在足部外踝后方，当外踝尖与跟腱之间的凹陷处（图 1 - 54）。

【主治】急性腰痛，足跟肿痛；难产；头痛，项强，目眩，鼻衄，小儿惊风。

【灸法】灸 3 ~ 7 壮，或 10 ~ 20 分钟。

30. 至阴

【定位】在足小趾末节外侧，距趾甲角 0.1 寸（图 1 - 54）。

【主治】胎位不正，难产；头目痛，鼻塞，鼻衄。

【灸法】灸 3 ~ 5 壮，或 5 ~ 30 分钟。

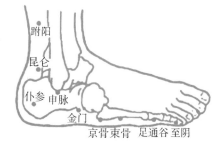

图 1 - 54

（八）足少阴肾经

足少阴肾经腧穴包括涌泉、然谷、太溪、大钟、水泉、照海、复溜、交信、筑宾、阴谷、横骨、大赫、气穴、四满、中注、肓俞、商曲、石关、阴都、腹通谷、幽门、步廊、神封、灵墟、神藏、或中、俞府，共27穴。主治妇科病、前阴病、肾病、肺病、咽喉病及经脉循行部位的其他病证。

1. 涌泉

【定位】在足底部，卷足时足前部凹陷处，约当足底2、3趾趾缝纹头端与足跟连线的前1/3与后2/3交点上（图1-55）。

【主治】昏厥，头顶痛，眩晕，小儿惊风，癫狂；恶心，呕吐；咽肿舌干，小便不利，大便难；足心热。

【灸法】灸3~5壮，或5~10分钟。

2. 然谷

【定位】在足内侧，舟骨粗隆下方，赤白肉际（图1-56）。

【主治】阴挺，阴痒，月经不调，带下病；小儿脐风，口噤；遗精，消渴，足背肿痛。

【灸法】灸3~5壮，或5~10分钟。

3. 太溪

【定位】在足内侧，内踝后方，当内踝尖与跟腱之间凹陷处（图1-56）。

【主治】阳痿，遗精，小便频数，耳聋，耳鸣，月经不调，腰痛；头痛，头晕，目视不明，牙痛，咽肿；咳嗽，气喘，消渴；失眠。

【灸法】灸3~5壮，或5~10分钟。

4. 照海

【定位】在足内侧，内踝尖下方凹陷处（图1-56）。

【主治】咽喉干痛，便秘，癃闭；月经不调，赤白带下，阴挺，阴痒；癫痫夜发。

【灸法】灸3~5壮，或5~15分钟。

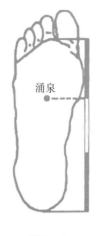

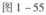

图 1-55

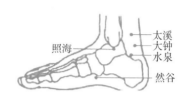

图 1-56

5. 复溜

【定位】在小腿内侧，太溪直上 2 寸，跟腱的前方。

【主治】水肿，腹胀，泄泻；热病汗不出，或汗出不止，下肢痿痹。

【灸法】灸 3~5 壮，或 10~20 分钟。

6. 阴谷

【定位】在腘窝内侧，屈膝时，当半腱肌肌腱与半膜肌肌腱之间。

【主治】阳痿，疝气，崩漏；小便不利；膝腰酸痛。

【灸法】灸 3~5 壮，或 10~20 分钟。

7. 幽门

【定位】在上腹部，当脐中上 6 寸，前正中线旁开 0.5 寸。

【主治】腹痛，腹胀，呕吐，泄泻。

【灸法】灸 3~5 壮，或 5~20 分钟。

（九）手厥阴心包经

手厥阴心包经腧穴包括天池、天泉、曲泽、郄门、间使、内关、大陵、劳宫、中冲，共 9 穴，主治心、胸、胃、神志病及经脉循行部位的其他病症。

1. 天池

【定位】在胸部，当第 4 肋间隙，乳头外 1 寸，前正中线旁开 5 寸（图 1 - 57）。

【主治】乳痈，胁肋疼痛，瘰疬；咳喘，胸闷。

【灸法】灸 3 ~ 5 壮，或 5 ~ 10 分钟。

2. 曲泽

【定位】在肘横纹中，当肱二头肌腱的尺侧缘（图 1 - 58）。

【主治】心痛，心悸；胃病，呕吐，泄泻；肘臂挛痛。

【灸法】灸 3 ~ 5 壮，或 5 ~ 10 分钟。

3. 间使

【定位】在前臂掌侧，当曲泽与大陵的连线上，腕横纹上 3 寸，掌长肌腱与桡侧腕屈肌腱之间（图 1 - 59）。

【主治】心痛，心悸；胃痛，呕吐；热病，疟疾；癫狂，痫证。

【灸法】灸 5 ~ 7 壮，或 10 ~ 20 分钟。

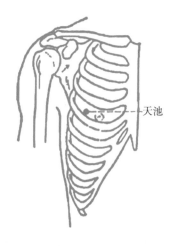

图 1 - 57

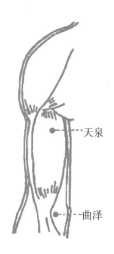

图 1 - 58

4. 内关

【定位】在前臂掌侧，当曲泽与大陵的连线上，腕横纹上 2 寸，掌长肌腱与桡侧腕屈肌腱之间（图 1-59）。

【主治】胸闷，胁痛，心痛，心悸；癫痫，失眠，产后血晕；胃肠痛，呕吐，呃逆；郁症，眩晕，偏头痛，中风偏瘫；咳嗽，哮喘；心烦。

【灸法】灸 3~5 壮，或 5~15 分钟。

5. 大陵

【定位】在腕掌横纹的中点处，当掌长肌腱与桡侧腕屈肌腱之间（图 1-59）。

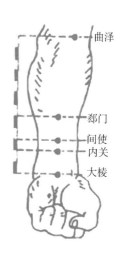

图 1-59

【主治】心痛，心悸，胸胁痛；胃痛，呕吐；癫狂；足跟痛。

【灸法】灸 3~5 壮，或 5~10 分钟。

（十）手少阳三焦经

手少阳三焦经腧穴包括关冲、液门、中渚、阳池、外关、支沟、会宗、三阳络、四渎、天井、清冷渊、消泺、臑会、肩髎、天髎、天牖、翳风、瘛脉、颅息、角孙、耳门、耳和髎、丝竹空，共 23 穴。主治侧头、耳、目、胸胁、咽喉病和热病，以及经脉循行部位的其他病症。

1. 液门

【定位】在手背部，当第 4、5 指间指蹼缘后方赤白肉际处（图 1-60）。

【主治】疟疾；咽喉肿痛；头痛，目赤，耳聋。

【灸法】灸 3~5 壮，或 5~10 分钟。

2. 中渚

【定位】在手背部，当环指本节（掌指关节）的后方，第 4、5 掌骨间凹陷处（图1-60）。

【主治】头痛，目赤；耳鸣，耳聋；咽喉肿痛；两肩胛之间痛，腿痛。

【灸法】灸3~5壮，或5~10分钟。

3. 阳池

【定位】在腕背横纹中，当指伸肌腱的尺侧缘凹陷处（图1-60，图1-61）。

【主治】消渴；疟疾；腕痛；耳聋。

【灸法】灸2~3壮，或5~10分钟。

4. 外关

【定位】在前臂背侧，当阳池与肘尖的连线上，腕背横纹上2寸，尺骨与桡骨之间（图1-61）。

【主治】热病，头痛，目赤肿痛；耳鸣，耳聋；胁肋病，上肢痹痛。

【灸法】灸3~7壮，或10~20分钟。

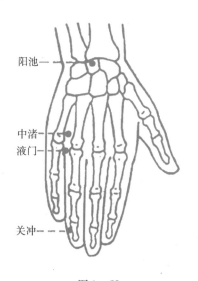

图1-60

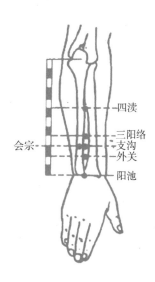

图1-61

5. 支沟

【定位】在前臂背侧，当阳池与肘尖的连线上，腕背横纹上3寸，尺骨与桡骨之间（图1-61）。

【主治】便秘，胁肋病，耳聋耳鸣。

【灸法】灸3~7壮，或10~30分钟。

6. 臑会

【定位】在臂外侧，当肘尖与肩髎的连线上，肩峰角下3寸，三角肌的后下缘（图1-62，1-63）。

【主治】瘿气，瘰疬；上肢痹痛。

【灸法】灸3~5壮，或10~20分钟。

7. 肩髎

【定位】在三角肌区，肩峰角与肱骨大结节两骨间的凹陷中（图1-63）。

【主治】肩臂挛痛不遂。

【灸法】灸3~5壮，或5~25分钟。

8. 翳风

【定位】耳垂后方，下颌角与乳突间凹陷处（图1-64）。

【主治】耳鸣，耳聋；疟腮，瘰疬；口眼歪斜。

【灸法】灸3~5壮，或5~20分钟。

9. 角孙

【定位】在头部，折耳郭向前，当耳尖直上入发际处（图1-64）。

【主治】疟腮，目翳，齿痛，项强。

【灸法】灸1~3壮，或5~10分钟。

10. 耳门

【定位】在面部，当耳屏上切迹的前方，下颌骨髁状突后缘凹陷处（图1-64）。

【主治】耳鸣，耳聋，聤耳；齿痛。

【灸法】灸1~3壮，或5~10分钟。

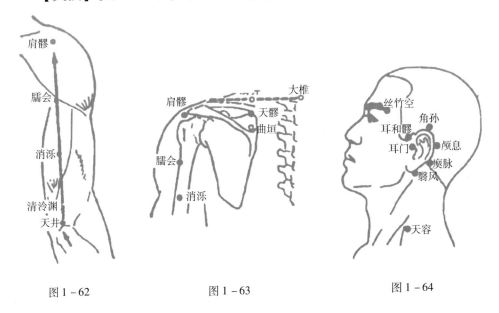

图1-62　　　　　　　　图1-63　　　　　　　　图1-64

（十一）足少阳胆经

足少阳胆经腧穴包括瞳子髎、听会、上关、颔厌、悬颅、悬厘、曲鬓、率谷、天冲、浮白、头窍阴、完骨、本神、阳白、头临泣、目窗、正营、承灵、脑空、风池、肩井、渊腋、辄筋、日月、京门、带脉、五枢、维道、居髎、环跳、风市、中渎、膝阳关、阳陵泉、阳交、外丘、光明、阳辅、悬钟、丘墟、足临泣、地五会、侠溪、足窍阴，共44穴，主治侧头、目、耳、咽喉病，神志病、热病，以及经脉循行部位的其他病症。

1. 瞳子髎

【定位】在面部、目外眦旁，当眶外侧缘处（图1-65）。

【主治】头痛，目赤肿痛，目暗，青盲。

【灸法】灸 1～3 壮，或 5～10 分钟。

2. 听会

【定位】在面部，当耳屏间切迹的前方，下颌骨髁突的后缘，张口有凹陷处（图 1－65）。

【主治】耳鸣，耳聋，齿痛，口歪。

【灸法】灸 3～5 壮，或 5～10 分钟。

3. 率谷

【定位】在头部，当耳尖直上入发际 1.5 寸，角孙直上方（图 1－65）。

【主治】偏头痛，眩晕，小儿急、慢惊风。

【灸法】灸 3～5 壮，或 5～10 分钟。

4. 阳白

【定位】在前额部，当瞳孔直上，眉上 1 寸（图 1－65）。

【主治】面瘫，眼睑下垂，视物模糊，眼痛；前额痛，眩晕。

【灸法】灸 2～3 壮，或 5～10 分钟。

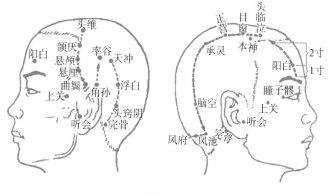

图 1－65

5. 风池

【定位】在项部，当枕骨之下，与风府相平，胸锁乳突肌与斜方肌上端之间的凹陷处（图1-65）。

【主治】感冒，鼻塞，头痛，目赤肿痛，鼻渊，鼻衄，颈项强痛，肩痛不举；头晕，目眩，中风偏瘫，癫痫。

【灸法】灸3~7壮，或5~10分钟。

6. 肩井

【定位】在肩上，前直乳中，当大椎与肩峰端连线的中点上（图1-66）。

【主治】乳痈，乳汁不下；头晕，头痛，颈项强痛，上肢不遂；难产，瘰疬。

【灸法】灸3~7壮，或5~15分钟。

7. 日月

【定位】在上腹部，当乳头直下，第7肋间隙，前正中线旁开4寸（图1-66）。

【主治】胁肋胀痛；黄疸；呕吐，呃逆，吞酸。

【灸法】灸3~5壮，或10~20分钟。

8. 带脉

【定位】在侧腹部，章门下1.8寸，当第11肋骨游离端下方垂线与脐水平线的交点上（图1-66）。

【主治】带下，腹痛，经闭，月经不调；疝气，腰胁痛。

【灸法】灸3~7壮，或10~30分钟。

9. 环跳

【定位】在股外侧部，侧卧屈股，当股骨大转子最凸点与骶管裂孔连线的外1/3与中1/3交点处（图1-66）。

【主治】下肢痿痹，腰腿痛，半身不遂。

【灸法】灸5~10壮，或10~50分钟。

10. 风市

【定位】在大腿外侧部的中线上，当腘横纹上7寸或直立垂手时，中指尖处（图1-66）。

【主治】下肢痿痹，脚气；遍身瘙痒；暴聋。

【灸法】灸5~7壮，或5~30分钟。

11. 阳陵泉

【定位】在小腿外侧，当腓骨小头前下方凹陷处。

【主治】半身不遂，肩痛，下肢瘫痪或麻木，膝髌肿痛，脚气；胁肋痛，口苦，呕吐，黄疸；小儿惊风。

【灸法】灸3~7壮，或5~30分钟。

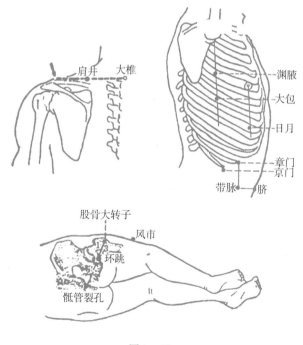

图1-66

12. 光明

【定位】在小腿外侧，当外踝尖上5寸，腓骨前缘。

【主治】目痛，夜盲，视物模糊；下肢痿痹，乳房胀痛。

【灸法】灸3~5壮，或5~25分钟。

13. 悬钟

【定位】在小腿外侧，当外踝尖上3寸，腓骨前缘。

【主治】中风偏瘫，颈项强痛，下肢痿痹，脚气；胁肋痛。

14. 足临泣

【定位】在足背外侧，当足四趾本节（第4趾关节）的后方，小趾伸肌腱的外侧凹陷处。

【主治】偏头痛，目赤肿痛，胁肋痛，足跟肿痛，足趾挛痛；乳痛，乳胀，月经不调；瘰疬，疟疾。

【灸法】灸3~5壮，或5~20分钟。

15. 侠溪

【定位】在足背外侧，当第4、5趾间，趾蹼缘后方赤白肉际处。

【主治】头痛，目眩，目赤肿痛；耳鸣，耳聋；乳痛，胁肋疼痛；热痛。

【灸法】灸1~3壮，或5~10分钟。

（十二）足厥阴肝经

足厥阴肝经腧穴包括大敦、行间、太冲、中封、蠡沟、中都、膝关、曲泉、阴包、足五里、阴廉、急脉、章门、期门，共14穴，主治肝病、妇科、前阴病及经脉循行部位的其他病症。

1. 大敦

【定位】在足大趾末节外侧，距趾甲角0.1寸（图1-67）。

【主治】疝气；遗尿；崩漏，阴挺，经闭；癫病。

【灸法】灸3~5壮，或5~10分钟。

2. 行间

【定位】在足背，当第1、2趾间，趾蹼缘的后方赤白肉际处（图

1 – 67）。

【主治】目赤肿痛，青盲；失眠，癫痫；月经不调，痛经，崩漏，带下；小便不利，尿痛。

【灸法】灸 3 ~ 5 壮，或 5 ~ 15 分钟。

3. 太冲

【定位】在足背，当第 1、2 跖骨结合部前方凹陷处（图 1 – 67）。

【主治】头痛，眩晕，目赤肿痛，口眼歪斜；郁证，胁痛，腹胀，呃逆；下肢痿痹，行路困难；月经不调，崩漏，疝气，遗尿；癫痫，小儿惊风。

【灸法】灸 3 ~ 5 壮，或 5 ~ 15 分钟。

4. 期门

【定位】在胸部，当乳头直下，第 6 肋间隙，前正中线旁开 4 寸（图 1 – 68）。

【主治】郁证；胸胁胀痛；腹胀，呃逆，吞酸。

【灸法】灸 3 ~ 5 壮，或 10 ~ 20 分钟。

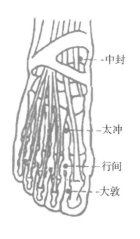

图 1 – 67

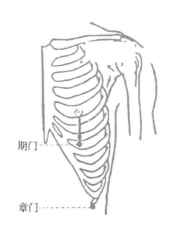

图 1 – 68

（十三）任脉

任脉腧穴包括会阴、曲骨、中极、关元、石门、气海、阴交、神阙、水分、下脘、建里、中脘、上脘、巨阙、鸠尾、中庭、膻中、玉堂、紫宫、华盖、璇玑、天突、廉泉、承浆，共24穴。主治腹、胸、颈、头面的局部病症及相应的内脏器官疾病。少数腧穴有强壮作用，或可治神志病。

1. 中极

【定位】在下腹部，前正中线上，当脐中下4寸（图1-69）。

【主治】遗溺、小便不利；遗精，阳痿；月经不调，崩漏带下，阴挺，不孕；疝气。

【灸法】灸5~10壮，或10~30分钟。

2. 关元

【定位】在下腹部，前正中线上，当脐中下3寸（图1-69）。

【主治】阳痿，遗精，遗溺，小便频数，小便不通；月经不调，崩漏，带下，痛经，阴挺，阴痒，不孕，产后出血；中风脱证，虚劳体弱。本穴有强壮作用，为保健要穴，能治疗泄泻、脱肛、完谷不化。

【灸法】灸5~10壮，或10~30分钟。

3. 气海

【定位】在下腹部，前正中线上，当脐中下1.5寸（图1-69）。

【主治】腹痛，泄泻，便秘；遗溺；疝气；遗精，阳痿；月经不调，经闭；虚劳体弱。本穴有强壮作用，为保健要穴。

【灸法】灸7~10壮，或10~30分钟。

4. 神阙

【定位】在腹中部，脐中央（图1-69）。

【附注】艾卷悬灸或隔物灸（盐、姜等）。

【主治】中风脱证，四肢厥冷；泄泻，偏身出汗；水肿。

【灸法】灸10~15壮，或10~30分钟。

5. 下脘

【定位】在上腹部，前正中线上，当脐中上2寸（图1-69）。

【主治】胃脘痛，腹胀泄泻，呕吐，呃逆。

【灸法】灸3~7壮，或5~30分钟。

6. 中脘

【定位】在上腹部，前正中线上，当脐中上4寸（图1-69）。

【主治】胃脘痛，呕吐，呃逆，吞酸；腹胀，泄泻，饮食不化；咳喘痰多；黄疸；失眠。

【灸法】灸5~10壮，或5~30分钟。

7. 上脘

【定位】在上腹部，前正中线上，当脐中上5寸（内为肝下缘及胃幽门部）（图1-69）。

【主治】胃痛，呕吐，腹胀；癫痫。

【灸法】灸5~10壮，或5~30分钟。

8. 鸠尾

【定位】在上腹部，前正中线上，当胸剑联合部下1寸（图1-69）。

【主治】癫狂，痫证；胸痛，心悸，腹胀。

【灸法】灸3~5壮，或10~20分钟。

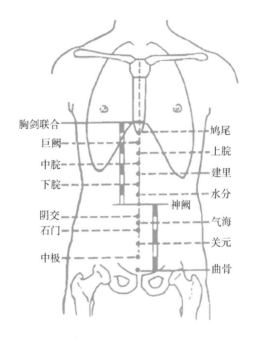

图 1 - 69

9. 膻中

【定位】在胸部，当前正中线上，平第 4 肋间，两乳头连线的中点（图 1 - 70）。

【主治】气喘，胸闷；心痛，心悸；乳汁少，呃逆，噎膈。

【灸法】灸 5 ~ 7 壮，或 10 ~ 25 分钟。

10. 天突

【定位】在颈部，当前正中线上，胸骨上窝中央（图 1 - 71）。

【主治】咳嗽，气喘，胸痛；咽喉肿痛，暴喑，瘿气；梅核气，噎膈。

【灸法】灸 3 ~ 5 壮，或 10 ~ 20 分钟。

11. 廉泉

【定位】在颈部，当前正中线上，喉结上方，舌骨上缘凹陷处

（图 1 - 71）。

【主治】舌下肿痛，舌缓流涎，舌强不语，暴喑，吞咽困难。

【灸法】灸 1~3 壮，或 5~10 分钟。

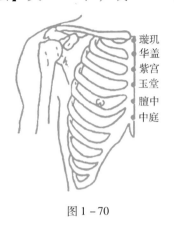

璇玑
华盖
紫宫
玉堂
膻中
中庭

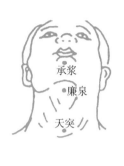

承浆
廉泉
天突

图 1 - 70　　　　　　　　　图 1 - 71

（十四）督脉

督脉腧穴包括长强、腰俞、腰阳关、命门、悬枢、脊中、中枢、筋缩、至阳、灵台、神道、身柱、陶道、大椎、哑门、风府、脑户、强间、后顶、百会、前顶、囟会、上星、神庭、素髎、水沟、兑端、龈交、印堂，共 29 穴。主治神志病、热病，腰背、头项局部病症及相应的内脏疾病。

1. 长强

【定位】在尾骨端下，当尾骨端与肛门连线的中点处（图 1 - 72）。

【主治】泄泻，便血，便秘，痔疾，脱肛；癫狂，痛证。

【灸法】灸 3~5 壮，或 10~30 分钟。

2. 命门

【定位】在腰部，当后正中线上，第 2 腰椎棘突下凹陷中（图 1 - 72）。

【主治】遗精，阳痿；月经不调，带下；泄泻；腰脊强痛。

【灸法】灸 3~5 壮，或 10~30 分钟。

3. 至阳

【定位】在背部，当后正中线上，第 7 胸椎棘突下凹陷中（图 1 – 72）。

【主治】急性胃痛；黄疸；胸胁胀痛，咳嗽，背痛。

【灸法】灸 3~7 壮，或 10~30 分钟。

4. 陶道

【定位】在背部，当后正中线上，第 1 胸椎棘突下凹陷中（图 1 – 72）。

【主治】热病，疟疾；头痛，脊强。

【灸法】灸 3~7 壮，或 10~30 分钟。

5. 大椎

【定位】在后正中线上，第 7 颈椎棘突下凹陷中（图 1 – 72）。

【主治】热病，疟疾，骨蒸盗汗；周身畏寒，感冒，目赤肿痛，头项强痛；癫痫；咳喘。

【灸法】灸 3~7 壮，或 10~30 分钟。

6. 百会

【定位】在头部，当前发际正中直上 5 寸，或两耳尖连线的中点处（图 1 – 73）。

【主治】眩晕，头痛；昏厥，中风偏瘫，不语；脱肛，阴挺；癫狂不寐。

【灸法】灸 3~5 壮，或 5~10 分钟。

7. 水沟

【定位】在面部、当人中沟的上 1/3 与中 1/3 交点处（图 1 – 73）。

【主治】晕厥，中暑，中风昏迷，精神障碍，牙关紧闭。为急救要穴；癫狂，急性腰痛；口歪面肿。

【灸法】灸3～5壮，或5～10分钟。

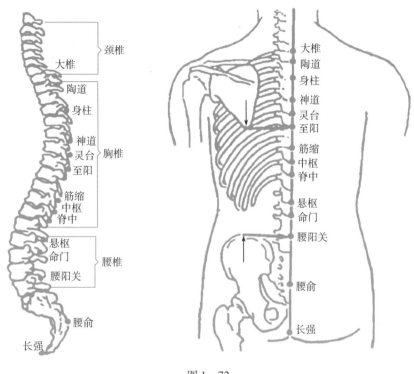

图 1－72

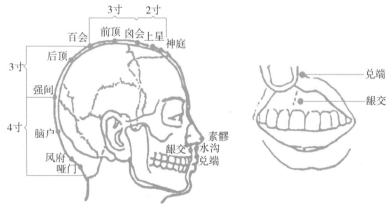

图 1－73

8. 印堂

【定位】在前额部，当两眉头间连线与前正中线之交点处（图1－74）。

【主治】头痛，头晕；鼻炎，目赤肿痛，三叉神经痛。

【灸法】悬灸5～20分钟。

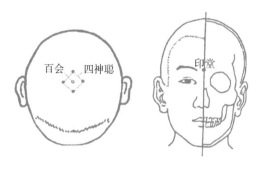

图1－74

（十五）经外奇穴

1. 四神聪

【定位】在头顶部，当百会前后左右各1寸处，共4个穴位（图1－74）。

【主治】头痛，眩晕，失眠，健忘，癫痫，精神病，脑血管病后遗症，大脑发育不全等。

【灸法】悬灸5～20分钟。

2. 太阳

【定位】在颞部，当眉梢与目外眦之间，向后约一横指的凹陷处（图1－75）。

【主治】偏正头痛，神经血管性头痛，三叉神经痛；目赤肿痛，视神经萎缩等。

【灸法】悬灸5～10分钟。

3. 牵正

【定位】在面颊部，耳垂前方0.5～1寸处（图1-75）。

【主治】面神经麻痹，口疮，下牙痛，腮腺炎等。

【灸法】悬灸5～10分钟。

4. 安眠

【定位】在项部，当翳风穴和风池穴连线的中点（图1-75）。

【主治】失眠，头痛，眩晕，高血压等；精神病，癔症。

【灸法】悬灸5～10分钟。

5. 子宫

【定位】在下腹部，当脐中下4寸，中极旁开3寸（图1-75）。

【主治】子宫下垂，月经不调，痛经，功能性子宫出血，子宫内膜炎，不孕症等。

【灸法】灸3～7壮，或5～20分钟。

6. 三角灸

【定位】位于腹部，以患者两口角的连线为一边，作一等边三角形，将顶角置于患者脐心，底边呈水平线，两底角处是该穴（图1-75）。

【主治】腹痛和疝气。

【灸法】灸3～7壮，或5～15分钟。

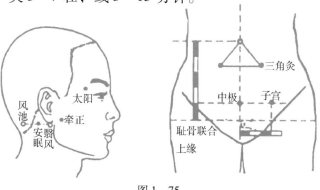

图1-75

7. 定喘

【定位】在背部，第7颈椎棘突下，旁开0.5寸（图1-76）。

【主治】支气管炎，支气管哮喘，百日咳；肩关节软组织损伤，落枕。

【灸法】灸3~7壮，或5~30分钟。

8. 华佗夹脊穴

【定位】在背腰部，当第1胸椎至第5腰椎棘突下两侧，后正中线旁开0.5寸，每侧17个穴位（图1-76）。

【功用】调节脏腑功能。

【主治】主治范围比较广，其中上胸部夹脊穴治疗心肺、上肢疾病，下胸部夹脊穴治疗胃肠疾病，腰部夹脊穴治疗腰、腹及下肢疾病

【灸法】灸3~5壮，或5~30分钟。

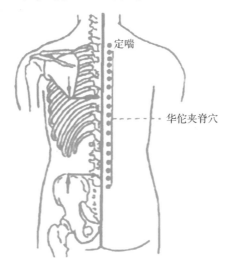

图1-76

9. 十宣

【定位】在手十指尖端，距指甲游离缘0.1寸，左右共10个穴位

（图 1 - 77）。

【主治】昏迷、休克、中暑、惊厥等；各种热证、急性咽喉炎、急性胃肠炎、手指麻木。

【灸法】灸 1 ~ 3 壮，或 5 ~ 10 分钟。

10. 八邪

【定位】在手指背侧，微握拳，第 1 ~ 5 指间，指蹼缘后方赤白肉际处，左右共 8 个穴位。

【主治】手指关节疾病，手指麻木；头痛，咽痛。

【灸法】灸 3 ~ 5 壮，或 5 ~ 10 分钟。

11. 腰痛点

【定位】在手背，当第 2、3 掌骨及第 4、5 掌骨之间，当腕横纹与掌指关节中点处，每侧 2 个穴位（图 1 - 77）。

【主治】急性腰扭伤。

【灸法】灸 3 ~ 5 壮，或 5 ~ 10 分钟。

12. 中魁

【定位】握拳，掌心向心，在中指背侧近掌指关节的中点（图 1 - 77）。

【主治】呃逆。

【灸法】灸 3 ~ 7 壮，或 5 ~ 30 分钟。

13. 二白

【定位】在前臂掌侧，腕横纹上 4 寸，桡侧腕屈肌腱的两侧，每侧 2 穴（图 1 - 77）。

【主治】脱肛，痔疮。

【灸法】灸 3 ~ 5 壮，或 5 ~ 20 分钟。

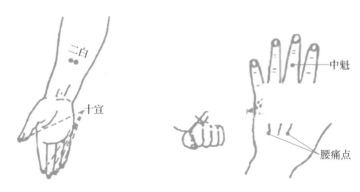

图 1 - 77

14. 八风

【定位】在足背侧，第 1~5 趾间，趾蹼缘后方赤白肉际处，每侧 4 穴，左右共 8 个穴位（图 1 - 78）。

【主治】牙痛，胃痛，足跗肿痛；月经不调等。

【灸法】灸 3~5 壮，或 5~15 分钟。

15. 膝眼

【定位】屈膝，在髌韧带两侧凹陷处，在内侧的称内膝眼，在外侧的称外膝眼（犊鼻）（图 1 - 78）。

【主治】各种原因引起的膝关节病、髌骨软化症等。

【灸法】灸 3~7 壮，或 5~20 分钟。

16. 鹤顶

【定位】在膝上部，髌底的中点上方凹陷处（图 1 - 78）。

【主治】各种膝关节病，脑血管病后遗症。

【灸法】灸 3~7 壮，或 5~30 分钟。

17. 百虫窝

【定位】屈膝，在大腿内侧，髌底内侧端上 3 寸（血海穴上 1 寸）（图 1 - 78）。

【主治】蛔虫症；荨麻疹，风疹，皮肤瘙痒症、湿疹等。

【灸法】灸 3~7 壮，或 5~20 分钟。

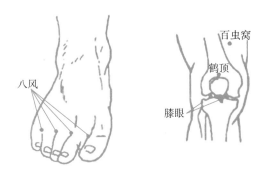

图 1-78

18. 外踝尖

【定位】在足外侧面，外踝的凸起处（图 1-79）。

【主治】牙痛，腓肠肌痉挛。

【灸法】灸 3~5 壮，或 5~10 分钟。

19. 内踝尖

【定位】在足内侧面，内踝的凸起处（图 1-79）。

【主治】牙痛，腓肠肌痉挛。

【灸法】灸 3~5 壮，或 5~10 分钟。

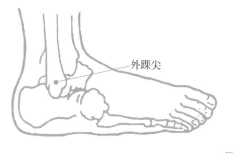
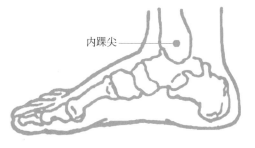

图 1-79

三、特定穴的特殊作用

特定穴是指若干类具有特殊治疗作用的经穴，由于它们的主治功能不同，因此各有特定的名称和含义，共有 10 类。

（一）五输穴

五输穴即十二经脉分布在肘、膝关节以下的井、荥、输、经、合穴，其分布次序是根据标本根结的理论，从四肢末端向肘膝方向排列的。古代医家把经气在经脉中运行的情况，比作自然界的水流，以说明经气的出入和经过部位的深浅及其不同作用。如经气所出，像水的源头，称为"井"；经气所溜，像刚出的泉水微流，称"荥"；经气所注，像水流由浅入深，称为"输"；经气所行，像水在通畅的河中流过，称为"经"；最后经气充盛，由此深入，进而汇合于脏腑，恰如百川汇合入海，称为"合"。

《难经·六十八难》云："井主心下满，荥主身热，输主体重节痛，经主喘咳寒热，合主逆气而泄。"概括了五输穴的主治范围。十二经各有一个井穴，因多位于赤白肉际处，故井穴具有交通阴阳气血的作用，多用于急救，有开窍醒神、消炎镇痛之效；各经荥穴均可退热；输穴多用于止痛，兼治身体沉重由水湿所致者；经穴主治外感病，咳嗽，哮喘；合穴治六腑病，如呕吐、泄泻、头晕、头胀，可将上逆之气向下引。

古人根据脏腑的不同作用，把其分属五行，即肝、胆属木，心、小肠属火，脾、胃属土，肺、大肠属金，肾、膀胱属水，从而将五输穴也分属五行。《难经·六十四难》指出"阴井木，阳井金，阴荥火，阳荥水，阴输土，阳输木，阴经金，阳经火，阴合水，阳合土"。

根据五行的相生规律及疾病的不同表现，制定出"虚则补其母，实则泻其子"的五输穴治疗方法，即补母泻子法。具体应用又有本经补母泻子法、子午流注纳子法和异经补母泻子法。

（二）原穴、络穴

"原"即本源、原气之意。原穴是脏腑原气经过和留止的部位。十二经脉在四肢各有一个原穴，又名"十二原"。在六阳经，原穴单独存在，排列在输穴之后，六阴经则以输为原。"络"即联络之意，络脉从经脉分出的部位各有一个腧穴叫络穴。络穴具有联络表里两经的作用。十二经的络穴皆位于四肢肘膝关节以下，加之任脉络穴鸠尾位于腹部，督脉络穴长强位于尾骶部，脾之大络大包位于胸胁部，共十五穴，故称为"十五络穴"。

1. 原穴 ①用于诊断。《灵枢·九针十二原》云："五脏有疾也，应出十二原，而原各有所出，明知其原，睹其应，而知五脏之害矣。"观察原穴可协助诊断脏腑疾病。②用于治疗。《灵枢·九针十二原》云："五脏有疾，当取之十二原。"原穴可调整脏腑经络的功能，既可补虚，又可泻实。原穴对脏腑疾病有很好的疗效，可单用，亦可与相表里的络穴配用，即原络配穴法。此法是以病经的原穴为主，表里经的络穴为客，所以又叫主客原络配穴。

2. 络穴 ①用于诊断。《灵枢·经脉》云："凡此十五络者，实则必见，虚则必下，视之不见，求之上下，人经不同，络脉异所别也。"当经脉有病时，有时会在络穴所在的络脉上出现酸痛、麻木、硬结及颜色改变，可帮助诊断疾病。②用于治疗。一是络穴主治络脉病，如手少阴经别络，实则胸中支满，虚则不能言语，可取通里穴治疗（详见络脉病候）；二是一络通二经，即络穴不仅治本经病，也能治其相表里经的病症，如手太阴络穴列缺，既能治肺经之咳嗽、气喘，又可治大肠经的牙痛、头项强痛等症；三是络穴治疗慢性病，特别是脏腑的慢性疾病，古人有"初病在经，久病在络"之说，即指久病不愈时，其病理产物气血痰湿等常由经入络，故凡一切内伤疾病或脏腑久病均可取络穴治疗。对于络脉之实证，用浅刺放血的方法治疗。

（三）背俞穴、募穴

背俞穴是脏腑之气输注于背腰部的腧穴，募穴是脏腑之气汇聚于胸腹部的穴。它们均分布于躯干部，与脏腑有密切关系。

1. 背俞穴　①用于诊断。《灵枢·背俞》云："则欲得而验之，按其处，应在中而痛解，乃其俞也。"《难经·六十七难》云："阴病行阳……俞在阳。"指出五脏有病常在背俞穴上出现反应，按压背俞穴可以协助诊断。②用于治疗治五脏病。《素问·长刺节论》云："迫脏刺背，背俞也。"是说明背俞穴对于五脏病针刺具有直接作用。《素问·阴阳应象大论》"阴病治阳"也说明五脏有病可以取相应的背俞穴进行治疗。背俞穴不但可治与脏腑有关的疾病，还可治疗与本脏腑有关的五官、九窍及皮肉筋骨病。如肝俞既能治肝病，又治目疾（肝开窍于目）、筋脉挛急（肝主筋，肝藏血）；肾俞治肾病，又可治与肾有关的耳聋耳鸣（肾开窍于耳，肾和则耳能闻五音）、阳痿（肾藏精、主生殖）及骨髓病（肾主骨生髓）。背俞穴可单用，亦可配募穴，即俞募配穴法。

2. 募穴　①用于诊断。《难经·六十七难》云："阳病行阴，故令募在阴"，提出六腑有病（阳病）常在胸腹部的募穴上出现异常。指压募穴可协助诊断，亦可与背俞穴互参诊病，即所谓"审募而察俞，察俞而诊募"。②用于治疗。募穴可治本脏腑病及阳经经络病症。《素问·阴阳应象大论》云"阳病治阴"，即指六腑病及阳经经络病可取募穴治疗，如胃脘痛取中脘，腹痛、腹泻取天枢，膀胱经之坐骨神经痛取中极等。

（四）八会穴

"会"即聚会之意，八会穴即脏、腑、气、血、筋、脉、骨、髓等精气会聚的八个腧穴，故称八会穴，分布于躯干部和四肢部。八会穴与其所属的八类组织的生理功能有密切关系，故能治疗与八者相关的疾病，尤其是八者的慢性虚弱性疾病。如脏会章门，主治五脏疾患，尤以肝脾病多用；腑会中脘，主治六腑病，尤以胃及大肠病效优；筋会阳陵泉，主治筋病，如半身不遂、肩臂疼痛、拘挛瘫痪、痿痹多用；髓会悬钟，主治下肢瘫痪、瘫软无力、贫血、疼痛等；骨会大杼，主治骨病，如周身骨节疼痛，尤其是颈、肩、背及四肢骨痛效佳；血会膈俞，主治血病，如吐血、衄血、咯血、便血、痔血、尿血、崩漏、贫血以及外伤出血、瘀血等；气会膻中，主治气机不利的各种疾患，如胸闷、气短、噎膈、哮喘、郁证、呕逆、嗳气等；脉会太渊，主治血管病，如血管炎、无脉症、动脉硬化等。

（五）郄穴

郄有空隙之意。郄穴是各经经气深聚的部位。十二经脉、阴跷脉、阳跷脉、阴维脉、阳维脉各有一个郄穴，共 16 个郄穴，多分布于四肢肘、膝关节以下。

诊断方面，脏腑有病可切循、按压郄穴，若发现"应动"可协助诊断。

治疗方面，因郄穴为气血深藏之处，一般情况下邪不可干。如果郄穴出现异常，说明病邪已深，表现必然急、重，故郄穴可用于本经循行和所属脏腑的急症、痛症、炎症以及久治不愈的疾病。阴经郄穴有止血作用，如孔最止咯血，中都止崩漏、阴郄止吐血和衄血等。阳经郄穴偏于止痛，如急性腰痛取养老、急性胃脘痛取梁丘等。郄穴可以单用，亦可与八会穴合用，叫郄会取穴法，如梁丘配中脘治疗急性胃病，孔最配膻中治气逆吐血等。

（六）下合穴

下合穴是指六腑之气下合于足三阳经的六个腧穴，又称六腑下合穴，主要分布于下肢膝关节附近。下合穴是治疗六腑病的重要穴位。《灵枢·邪气脏腑病形》曰："合治内腑。"如足三里治胃脘痛，下巨虚治泄泻，上巨虚治肠痈，阳陵泉治蛔厥，委阳、委中治三焦气化失常引起的癃闭、遗尿等。

（七）八脉交会穴

八脉交会穴是指奇经八脉与十二经脉之气相交会的八个腧穴，故称"八脉交会穴"，它们分布于腕踝关节上下。

八脉交会穴应用很广，李梴在《医学入门》中说："八法者，奇经八穴为要，乃十二经之大会也，周身三百六十穴，统于手足六十六穴，六十六穴又统于八穴。"由于奇经与正经的经气以此八穴相通，所以此八穴既能治奇经病，又能治正经病。如公孙通冲脉，因公孙为脾经穴，故公孙既能治脾经病，又能治冲脉病；内关通阴维脉，又为手厥阴心包经穴，故内关既可治心包经病，又可治阴维脉之病。余穴类推。八脉交会穴的临床应用属上下配穴法。公孙、内关治胃、心、胸疾病及疟疾，后溪、申脉治内眼角、耳、项、肩胛部疾病及恶寒发热症，外关、足临泣治外眼角、耳、颊、肩疾病及寒热往来症，列缺、照海治咽喉、胸膈、肺疾病及阴虚内热证。八脉交会穴的另一种用法是八穴学说配合八卦按时取穴治疗。

（八）交会穴

交会穴是指两经以上的经脉相交会合处的腧穴，多分布于躯干部。

人体的交会穴很多，交会穴不但治本经病，还能治所交会经脉的病症。如中极、关元是任脉穴位，又与足三阴经交会，因此，这两穴既可治任脉病，又可治足三阴经疾病；大椎是督脉经穴，又与手足三阳经交会，因此，它既可治督脉病，又治诸阳经引起的全身性疾病；三阴交是脾经穴，又与肝、肾二经交会，因此三阴交既可治脾经病，又治肝肾经疾病。

各经主要交会穴如下：

肺经：中府为手足太阴之会。

大肠经：肩髃为手阳明、阳跷之会，迎香为手足阳明之会。

胃经：承泣为足阳明、阳跷、任脉之会，地仓为阳跷、手足阳明之会，下关为足少阳、足阳明之会，头维为足少阳、足阳明、阳维之会。

脾经：三阴交为足太阴、足少阴、足厥阴之会，大横为足太阴、阴维之会，腹哀为足太阴、阴维之会。

小肠经：颧髎为手太阳、手少阳之会，听宫为手足少阳、手太阳之会。

膀胱经：睛明为手足太阳、阳跷、足阳明之会，大杼为手足太阳之会，风门为督脉、足太阳之会。

肾经：大赫、气穴、四满、中注、肓俞、商曲、石关、阴都、腹通谷、幽门为足少阴、冲脉之会。

心包经：天池为手厥阴、足少阳之会。

三焦经：翳风为手足少阳之会，角孙为手足少阳、手阳明之会。

胆经：瞳子髎为手太阳、手足少阳之会，阳白为足少阳、阳维之会，头临泣为足太阳、足少阳、阳维之会，风池为足少阳、阳维之会，肩井为手足少阳、阳维之会，日月为足太阴、足少阳之会，带脉为足少阳、带脉之会，环跳为足少阳、足太阳之会。

肝经：章门为足厥阴、足少阳之会，期门为足厥阴、足太阴、阴维之会。

任脉：承浆为足阳明、任脉之会，廉泉为阴维、任脉之会，天突为阴维、任脉之会，上脘为任脉、足阳明、手太阳之会，中脘为手太阳、手少阳、足阳明、任脉之会，下脘为足太阴、任脉之会，阴交为任脉、冲脉之会，关元为足三阴、任脉之会，中极为足三阴、任脉之会，会阴为任、督、冲三脉之会。

督脉：神庭为督脉、足太阳、足阳明之会，水沟为督脉、手足阳明之会，百会为督脉、足太阳之会，脑户为督脉、足太阳之会，风府为督脉、阳维之会，哑门为督脉、阳维之会，大椎为督脉、手足三阳之会，陶道为督脉、足太阳之会。

第二章 内科病症

第一节 呼吸、循环系统病症

一、感冒

感冒是由多种病毒引起的一种呼吸道常见病，分为普通感冒和流行性感冒。普通感冒是由病毒引起的上呼吸道感染，多发于冬春季节，起病较急，早期症状为咽部有干痒或灼热感、喷嚏、鼻塞、流涕，或有低热、头痛，常易合并细菌感染，中医学称之为"伤风"，由感受风邪所致。流行性感冒系流感病毒引起的急性呼吸道传染病，易发于春季，其主要特征为突然发病，伴有畏寒、高热、头痛、周身酸痛等全身症状，上呼吸道症状较轻，中医称之为"时行感冒"，是感受时邪而得。

【临床表现】以恶寒发热为主症。风寒者主要症状为恶寒重、发热轻，头痛，咽喉发痒，周身不适，咳嗽痰稀白，鼻塞或流清涕，无汗等；风热者见恶寒轻、发热重，头胀痛，咽喉肿痛，口微渴，少量汗出，咳吐黄痰等；夹湿者见微恶风，身热不扬，鼻流浊涕，苔腻。

【治则】疏散风邪，解表宣肺。

【主穴】风池、大椎、合谷。

【配穴】风寒加风门、外关，风热加曲池，夹湿加阴陵泉。鼻塞加迎香，咳嗽加尺泽、列缺，咽痛加少商，身痛加大杼，头痛加印堂、太阳，虚人感冒加膏肓俞、肺俞。

【灸法】每次选 3～4 穴。风寒用隔姜灸，每穴 4 壮，每日 1 次。风热用艾条温和灸，每穴灸 10 分钟。

【按语】患病后多休息，注意保暖，散步，饮食清淡，多吃新鲜蔬果，多喝水。若发热 38.3℃以上，伴气喘或呼吸短促，或有任何剧痛（如耳痛、扁桃体肿痛、胸痛）时，应给予药物配合治疗。流行性感冒传染性强，当加强预防。体虚易感冒者，平时可艾灸足三里或大椎（见保健灸），坚持室外活动和体育锻炼，以增强防御外邪能力。

二、急性支气管炎

急性支气管炎是气管、支气管的急性炎症，多数是由细菌或病毒感染引起的，流行于冬季，起病较快，开始为干咳，以后咳黏痰或脓性痰，常伴胸骨后闷胀或疼痛、发热等。本病归于中医学咳嗽范畴，常作为普通感冒的主症或见于鼻、咽喉及气管、支气管被其他病毒感染之后。营养不良和接触空气中的污染物是诱发因素。中医学认为，风、寒、热、燥等外邪，从皮毛、口鼻而入，肺脏首当其冲受侵，而致肺气闭遏不通，失其清肃之令，肺气上逆而咳喘。

【临床表现】以咳嗽为主症。风寒束肺者见咳嗽，痰稀薄色白，伴有鼻塞，流清涕，发热恶寒，全身酸楚；风热袭肺者见咳嗽痰稠色黄，伴有口渴咽痛，鼻流黄涕，身热恶风，汗出。

【治则】疏散外邪，宣通肺气。

【主穴】肺俞、定喘、合谷。

【配穴】风寒加风门、列缺，风热加曲池、大椎；咽痛加少商，气促加膻中。

【灸法】着肤灸，每日 1 次，每穴 3~5 壮。

【附注】急性支气管炎的全身症状多在 3~5 天内好转，但咳嗽、咳痰症状常持续 2~3 周才恢复。急性支气管炎患者要劳逸有节。适时增减衣被，避免吸入有害气体、烟雾、粉尘、花粉等致敏物质。饮食以清淡为主，可吃些容易消化的流质食物，如菜汤、稀粥、蛋汤、牛奶等，还应多吃鸭梨、萝卜、橘子等具有止咳化痰作用且富含维生素的水果。吸烟、喝烈性酒对气管刺激很大，应予戒绝，老年剧咳者更应做到这一点。

三、慢性支气管炎

患者出现咳嗽、咳痰或气喘等症状，每年持续 3 个月且连续两年以上称之为慢性支气管炎。本病是由于感染或非感染因素引起气管、支气管黏膜及其周围组织的慢性非特异性炎症。其病理特点是支气管腺体增生、黏液分泌增多。早期症状轻微，多在冬季发作，春暖后缓解；晚期炎症加重，症状长年存在，不分季节。疾病迁延又可发展为慢性阻塞性肺疾病、肺源性心脏病。中医学认为本病的发生和发展与肺、脾、肾三脏功能的失调以及风、寒、热、燥等外邪的侵袭有关。外邪从皮毛、口鼻而入，肺气闭遏不通，失其清肃之令，肺气上逆而咳喘。

【临床表现】以咳嗽、喘息为主症。肺脾两虚者见自汗气短，纳差便溏，遇风寒而咳喘加重。脾肾两虚者见咳喘久作，呼多吸少，动则益甚，畏寒肢冷。痰湿犯肺者见咳嗽多痰，痰白而黏，胸脘作闷，纳差，神疲。

【治则】健脾温肾，理气化痰。

【主穴】肺俞、膻中、脾俞、膏肓俞、太渊。

【配穴】肾虚者加志室，脾虚者加足三里，痰多加丰隆有表证者加大椎、风门、列缺。

【灸法】着肤灸，每次 3~5 穴，每日 1 次，每穴 3~5 壮。10 日为 1 个疗程，每疗程之间间隔 3 日，可用艾条温和灸。

【附注】慢性支气管炎急性发作按急性支气管炎治疗。吸烟是慢性支气管炎的重要原因，因此患者应戒烟。加强个人卫生。患者可进行体育活动、呼吸锻炼和耐寒锻炼，以增强体质，预防感冒，减少发病。

四、支气管哮喘

支气管哮喘是由外界存在的某些过敏原引起人体的支气管高度敏感性疾病，是以嗜酸性粒细胞、肥大细胞浸润为主的气管慢性炎症。临床表现为突然发病、反复发作、伴有哮鸣音的呼气性呼吸困难，每次发作持续数分钟至数小时。半数以上患者在 12 岁以前发病，部分患者有过敏史或季节性发作史。发病与下列因素有关：吸入过敏原（如花粉、皮毛），进食鱼、虾，接触某些药物（如青霉素）。寒冷空气、刺激性气体、精神紧张等也可以引起哮喘发作。中医称之为"哮喘"，认为哮喘的发生与肺、脾、肾三脏有着密切的关系。痰饮内伏为主因，感受外邪、饮食不当、过度劳累为诱因。

【临床表现】寒哮症见咳逆气急，咳吐稀痰，头痛无汗。热哮症见喘而身热，咳痰不爽、黏腻色黄，胸中烦满。肺虚见气息短促，语言无力；肾虚气不得续，动则喘急；脾虚或喘促痰多，食少，腹胀便溏，倦怠。

【治则】宣肺理气，化痰定喘。

【取穴】定喘、肺俞、膻中。

【配穴】寒哮加风门、外关，热哮加大椎、曲池，痰多加中脘、丰隆，肺虚加膏肓，肾虚加志室，脾虚加脾俞。

【灸法】热哮着肤灸，寒哮隔姜灸。每次选 2 ~ 3 穴，每穴 3 ~ 5 壮，每日 1 次，每 5 次为 1 个疗程。

【按语】"三伏灸"对减少哮喘发作及减轻症状有很好的疗效，同时患者应避免接触过敏原和找出诱发因素，注意预防呼吸道感染。寒喘者不宜吃生梨、芹菜等寒凉之品。热喘者不宜食羊肉、鹅肉、辣椒、胡椒、姜、桂、八角茴香等辛辣燥热之品。哮喘患者应戒烟酒。患者经多次体验确实对某种食物过敏，就应尽量避免食用。患者的内衣以纯棉织品为适宜，要求光滑、柔软和平整。

五、支气管扩张症

支气管扩张症是常见的慢性支气管化脓性疾病，大多数继发于呼吸道感染和支气管阻塞，尤其是儿童和青年时期麻疹、百日咳后的支气管肺炎，由于破坏支气管管壁，形成管腔扩张和变形。临床表现为慢性咳嗽伴大量脓痰和反复咯血。中医学称"肺痈""咯血"，其病因病机为正气内虚，风热邪毒蕴肺，或风寒袭肺，郁而化热，或恣食肥甘辛辣之品，以致痰热内盛，肺脉瘀阻，热郁血瘀，热盛血败，内腐而化脓为痈。阴虚火旺，肺络受损，肺气失宣，血溢于外。

【临床表现】痰热瘀阻者可见咳嗽，气息粗促，痰黄黏稠，或痰中带血，血色鲜红，胸膺隐痛；肺热阴虚见面色少华，午后发热，咳血先紫后鲜红；肝火犯肺见咯血，血色鲜红，与痰相混，出血量多，入夜尤甚，急躁易怒。

【治则】宣肺滋阴，疏肝化瘀止血。

【主穴】孔最、尺泽、膻中。

【配穴】痰热瘀阻加大椎、鱼际，肺热阴虚加太溪、阴郄、鱼际，肝火犯肺加行间、太冲。

【灸法】艾炷隔蒜灸，每次选 3 穴，每穴灸 5 壮，每日 1 次。

【按语】患者应卧床休息，并每天观察记录体温、脉象、呼吸的变化，咳嗽的情况，以及咳痰的色、质、量、味的变化，注意室温的调节，做好防寒保暖，以免复感，饮食宜清淡，忌油腻、厚味、辛辣之品，高热时可予半流质饮食，多吃蔬菜水果。对于本病的预防，应积极锻炼身体，增强抗病能力。凡属肺虚或久病体弱者，应慎起居，适寒温，以防受邪致病。饮食有节，禁烟酒及辛辣炙煿之物，以免燥热伤肺，引发本病。

六、肺结核

肺结核是由结核分枝杆菌引起的肺部慢性传染病。典型肺结核起病缓慢，病程较长，有全身性感染中毒症状，如午后低热、潮热、盗汗、消瘦、乏力等；也有肺部组织受损后引起的咳嗽、咯血、咳痰、胸痛、呼吸短促等症状。开放性肺结核患者是主要的传染源。患者咳嗽、喷嚏、讲话等喷射出来的细小飞沫，最易被吸入而在肺泡内沉积，当结核菌接触到易感的肺泡组织，即在其中生长繁殖而造成感染。本病属中医学"肺痨""肺疮"等范畴。中医认为正气亏耗为内因，外受"痨虫"感染而致，疾病过程以阴虚为其特点。

【临床表现】肺阴亏损见疲乏无力、干咳少痰、咽干口燥、声嘶；气阴两虚则倦怠乏力、纳呆便溏、消瘦；肾阴亏虚，相火灼金，而致咯血、骨蒸潮热、经血不调、腰酸滑精诸症，还可见虚烦不寐、盗汗等症。

【治则】滋阴润肺止咳。

【主穴】肺俞、太渊、三阴交、膏肓俞、足三里、太溪。

【配穴】肺阴亏虚者加行间、照海，气阴两虚者加脾俞、气海，肾阴亏虚、潮热盗汗者加尺泽、阴郄，咯血者加孔最，便溏者加天枢、上巨虚。

【灸法】艾条温和灸，每次选3穴，每穴10分钟，每日1次。可用着肤灸，每穴5~10壮。

【按语】灸治本病要结合抗结核药物治疗。结核病是慢性消耗性疾病，要加强营养。患者必须有充足的热量和营养素供给，以满足结核病灶修复的需要，增强机体抵抗力。饮食上宜高热量、高蛋白、高维生素，禁止吸烟和饮酒。

七、胸膜炎

胸膜炎是由于致病因素刺激胸膜所致的胸膜炎症。除细菌、病毒、寄生虫等感染外，肿瘤和类风湿关节炎、风湿病、狼疮、尿毒症、胸腔内出血、创伤均可引发胸膜炎，其中以结核菌感染引起的最多见，多见于青少年。

胸膜炎属中医"悬饮""胸痛"等范畴。中医学认为，肺主宣发水谷津液的功能失职，脾主运化水湿功能失司及肾主温化水液功能失常，导致水液停留胸胁而形成悬饮。

【临床表现】以胸痛、咳嗽、气急为主症。邪犯胸肺伴见恶寒发热，咳嗽痰少，胸胁刺痛；饮停胸胁则见咳唾引痛，呼吸困难，咳逆喘息不能平卧、痰瘀互结见胸痛胸闷，呼吸不畅，迁延经久不已，舌紫暗，脉弦；阴虚内热伴见呛咳少痰，口干，潮热盗汗，五心烦热。

【治则】宽胸，祛痰利水，通络止痛。

【主穴】肺俞、内关、膻中、期门、阴陵泉、侠溪。

【配穴】邪犯胸肺配大椎、曲池，饮停胸胁配水分、三阴交，痰瘀互结配膈俞、足三里，阴虚内热配照海、三阴交。

【灸法】着肤灸，每次选 2~3 穴，每日 1 次，每穴 3~5 壮。可用艾条温和灸，每穴 6~10 分钟。10 日为 1 个疗程。

【按语】注意卧床休息，结核性胸膜炎宜高蛋白及高维生素饮食。治疗应坚持、彻底。

八、原发性高血压

原发性高血压是以动脉血压升高，尤其是收缩压持续升高为特点的一种全身性、慢性血管疾病，主要表现为体循环动脉血压升高及其引发的心、脑及肾等损害。

本病中医学归属于"眩晕""头痛"等范畴。中医认为高血压与肝、肾关系最为密切。病因有三：恼怒忧思或长期精神紧张，可致肝气郁结，肝火上炎，风阳上扰；喜食肥甘或饮酒过度，脾胃损伤，脾失健运，火灼津液而成痰，痰浊内生，挟肝风上扰清窍；劳伤过度或年老肾虚，肝失所养，肝阴不足，肝阳偏亢，上扰清窍。上述原因相互作用，使人体阴阳失调而导致高血压。

【临床表现】高血压诊断标准：收缩压大于或等于 140mmHg，或舒张压大于或等于 90mmHg。临床以头晕、头痛为其主要表现。肝阳上亢伴有面红耳赤，烦躁易怒；阴虚阳亢见耳鸣，腰膝酸软，五心烦热；痰湿壅盛则见头痛而重，胸脘痞闷，食欲缺乏，呕吐痰涎。

【治则】平肝潜阳，补肾益肝，去痰化浊。

【主穴】足三里、悬钟、曲池。

【配穴】肝阳上亢配肝俞、太冲、行间，阴虚阳亢配太溪、三阴交，痰湿壅盛配内关、丰隆，晕甚、头痛，配行间、阳陵泉、太阳。

【灸法】温和灸，每次 3 ~ 5 穴，每日 1 次，10 天为 1 个疗程，可用着肤灸。

【按语】患病后应加强摄生调养，尤其要保持心情舒畅，不必恐惧、焦虑和紧张。注意劳逸结合，慎防劳心、劳力和房事太过。紧张的脑力劳动者尤需注意休息、娱乐。经常散步或户外活动，以及郊游。控制食盐量，患病后每天 3 ~ 4g 食盐为宜。限制饮食，防止过胖，饮食要有节制，食宜清淡，少食肥甘，戒烟忌酒，少食辛辣。

九、心绞痛

心绞痛是由于冠状动脉供血不足，导致心肌急剧、暂时缺血与缺氧而引起的临床综合征。本病诱发因素多为劳累或情绪激动（如愤怒、过度兴奋等），血脂代谢失常，血流动力学的改变，冠状动脉粥样硬化，导致冠脉狭窄，冠脉血流减少，当心肌氧需求超过冠状动脉供应血氧的能力时导致心绞痛。心绞痛的不适是心肌缺血及其引起的缺氧性代谢产物积聚的直接表现，属中医的"胸痹"范畴。中医认为其病机主要是心阳不振，鼓动无力；或平素心阳不振，寒邪袭于虚位；或痰浊上犯，胸阳被遏；忧思恼怒，气机逆乱，而致心脉气血运行受阻，不通则痛。

【临床表现】胸骨后或心前区压榨样或紧缩样疼痛，呈阵发性发作，可向左肩及左臂内侧放射。寒凝心脉者因感寒而突发，心痛如绞，疼痛彻背，形寒肢冷；血瘀者心胸疼痛，如刺如绞，痛有定处，舌唇紫暗；痰浊痹阻者心胸疼痛骤作，时缓时急，胸闷，恶心；心阳不振者心胸闷痛，形寒肢冷，自汗神怯。

【治则】活血通络，行气止痛。

【主穴】心俞、至阳、厥阴俞、膻中、少海、内关。

【配穴】寒凝加至阳，血瘀加膈俞，痰浊加丰隆，心阳不振加气海，疼痛不止加郄门。

【灸法】艾条温和灸，每次选2~3穴，每穴灸10~20分钟，每日1次。

【按语】灸疗对缓解和减少心绞痛的发作疗效较好，危重患者应及时采取中西医结合抢救。患者要劳逸结合，每天必须从事适当的体力劳动或体育锻炼。少食动物脂肪和高胆固醇类食物。避免大怒大喜和其他不良情绪刺激。注意随天气变化增减衣服，生活规律，保证睡眠充足。

十、无脉症

无脉症在现代医学中称为多发性大动脉炎，是一种主要累及主动脉及其重要分支的慢性非特异性炎症，以青年女性多见，病因不明。多数学者认为本病是一种自身免疫性疾病，可能与女性内分泌失调有关；也可能由结核杆菌或链球菌等在体内的感染，诱发主动脉壁和（或）其主要分支动脉壁的抗原抗体反应，其后瘢痕收缩，节段性动脉管腔狭窄以致闭塞，导致该血管供应区域的组织血流不足，患者出现相应的缺血症状。中医认为少阴气绝、宗气下陷、寒气入经或痹入于脉而致气滞血瘀，血不流，则成无脉。

【临床表现】上肢无脉症：手臂酸软无力、麻木，局部体温低，患肢寸口脉、神门脉、合谷脉、尺泽脉、极泉脉等微弱或缺如。下肢无脉症：患者双腿酸痛无力，行走蹒跚，皮肤发冷，如休息后好转多为间歇性跛行。从冲门、箕门脉以下的足五里、太溪、冲阳、太冲等处动脉搏动微弱或伏而不见。

【治则】活血行气，温通脉络。

【主穴】心俞、内关、太渊、厥阴俞。

【配穴】上肢无脉症加肺俞、尺泽、神门，下肢无脉症加气冲、箕门、太溪、太冲，头昏、记忆力差加风池，眼前发黑加睛明、攒竹，血压升高加曲池。

【灸法】着肤灸，每次 3~5 穴，每穴 3~5 壮。10 天为 1 个疗程。疗程间隔 3~5 日。

【按语】患肢宜保暖，防止受寒；如继发高血压和心力衰竭，应中西医综合治疗；灸法对此症有一定疗效，配合针刺疗效更佳。

第二节　消化系统病症

一、膈肌痉挛

膈肌痉挛主要表现为患者急促吸气后声门突然关闭，以至于发出一种特有的声音。这种声音连续出现，轻者持续数分钟或数小时，常不治自愈；重者长达 24 小时不止，甚至连续发作数日乃至更长，是不自主的膈肌间歇性收缩所致。若久病出现膈肌痉挛者，常为病情加重的表现。

直接支配膈肌的是膈神经或迷走神经，神经来自第 3、4 颈椎脊髓根的神经节（此处称呃逆中枢，此中枢上面还受延髓控制）。故凡有影响上述部位的某种因素存在，即可引起膈神经或迷走神经反射，导致肌痉挛。中医学称本病为"呃逆"，多由寒冷外袭、痰积食滞中阻而致气机逆乱产生。

【临床表现】呃逆以气逆上冲，喉间呃呃连声，声短而频，令人不能自制为主症。实证见呃声连连，频频发作数小时，重时甚至昼夜不停，或间歇发作，数月不愈，多形气壮实，呃声响亮，胸脘痞闷；虚证形气虚弱，呃声低微，四肢逆冷。

【治则】和胃降逆。

【主穴】中脘、足三里、内关、巨阙。

【配穴】实证配行间、内庭，虚证配关元。

【灸法】着肤灸，每次 3~5 穴，每日灸 1~2 次，每穴灸 5 壮。可用温针灸。亦可单独灸中脘穴治疗呃逆：于穴上涂少许凡士林，后放置麦粒大小之艾炷，点燃施灸。每次 5~7 壮，每日 1~2 次，一般 1~3 次收效。

【按语】灸法治疗此病疗效确切。要对患者进行心理疏导，消除其思想顾虑和焦虑心理，主动配合治疗。可嘱患者连续缓慢吞咽温开水或碳酸饮料。

二、急性胃肠炎

急性胃肠炎是胃肠黏膜的急性炎症，是一种常见病，特点是有明显的饮食不当病史。如进食污染食物，或暴饮暴食、酗酒、进食生冷或有毒食物等。本病发病急，病程较短，多发于夏秋季。

本病属于中医"泄泻""呕吐"范围。中医认为急性胃肠炎的发生，多为饮食不节、外感风寒暑湿之邪所致。饮食过量，宿食内停，过食肥甘，或多食生冷，误食不洁之物，或湿热侵袭，伤及脾胃，脾胃受损，传导失职，升降失常而发病。

【临床表现】进食后数小时至十几小时突然起病，最初表现为上腹不适、疼痛；继则恶心，呕吐，腹泻，食欲明显减退。外感风寒者吐泻急迫；风寒者见粪便清稀，水谷相杂，肠鸣腹痛拒按，恶寒；湿热者见进食即吐，大便稀黄有黏液，肛门灼热，小便赤，头痛身热；伤食者呕吐未消化的食物，食入更甚，吐后轻快，嗳气食臭。

【治则】调整胃肠气机。

【取穴】天枢、内关、上巨虚、下巨虚。

【配穴】风寒加合谷、大椎，湿热加阴陵泉、大椎，伤食加梁门、璇玑。

【灸法】着肤灸，每次4穴，每日1~2次，每穴3~5壮，疗程1~3天。可在腹部任脉循行线上行火龙灸。

【按语】艾灸治疗对呕吐、腹泻有很好疗效。患病后应卧床休息，初24小时给予流质饮食，多喝开水；严重者暂时禁食，症状缓解后可进稀饭。急性期患者失水较多，需补充液体，可供给鲜果汁、藕粉、米汤、蛋汤等流质食物。为避免胀气，忌食牛肉等易产气食物，并尽量减少蔗糖的摄入。应注意饮食卫生，忌食高脂肪的油炸及熏煎食品及含纤维素较多的蔬菜、水果。

三、慢性胃炎

慢性胃炎是指由各种病因引起的胃黏膜慢性炎症，病理变化多局限于黏膜层，病变实质主要是：胃黏膜上皮遭受反复损害后，最终导致不可逆的固有腺体的萎缩，甚至消失。本病病程缓慢，反复发作而难愈。

胃体胃炎可能与免疫关系比较密切，而胃窦胃炎则与吸烟、饮酒等外来刺激或胆汁反流等关系较大。本病属中医"胃脘痛"范畴。脾阳不足，或贪食生冷，致阴寒内盛；情志不畅，郁怒伤肝，肝气或肝火犯胃；嗜食辛辣或肝火耗伤胃阴；肝郁气滞，日久使血行不畅，瘀停于胃而发病。

【临床表现】主要临床表现为食欲减退、上腹部不适和隐痛、嗳气、泛酸、恶心、呕吐等。脾胃虚寒表现为胃脘隐痛、喜得温按、饭后痛减、空腹痛重；肝气或肝火犯胃表现为胃胁胀痛、嗳气频繁，或伴有心烦易怒、胸闷、善太息，或胃中灼痛、口苦；胃阴亏虚引起胃脘隐痛、知饥不食、口燥咽干；血瘀胃络产生胃脘刺痛或割痛、痛有定处、痛处拒按。

【治则】疏肝理气，活血暖胃，养阴止痛。

【取穴】中脘、胃俞、足三里、上腹部阿是穴。

【配穴】脾胃虚弱加脾俞，肝气或肝火犯胃加行间，阴虚加三阴交，血瘀胃络加膈俞。

【灸法】着肤灸，每次3~5穴，每日灸1次，每穴5壮，每10天为1个疗程。可在任脉腹部循行线上行火龙灸。

【按语】饮食方面注意：饮食规律，少食多餐，软食为主；应细嚼慢咽，忌暴饮暴食；避免刺激性食物，忌烟戒酒，少饮浓茶咖啡及进食辛辣、过热和粗糙食物；胃酸过低和有胆汁反流者，宜多吃瘦肉、禽肉、鱼、奶类等高蛋白低脂肪饮食；避免服用对胃有刺激性的药物（如水杨酸钠、保泰松和阿司匹林等）；缓解精神紧张，保持情绪乐观，以防免疫功能下降和增强抗病能力；注意劳逸结合，适当锻炼身体。积极治疗口咽部感染灶，勿将痰液、鼻涕等带菌分泌物吞咽入胃导致慢性胃炎加重。

四、慢性结肠炎

慢性结肠炎是一组疾病的总称，是指由已知原因或未知原因造成的以炎性改变及功能紊乱为主的结肠疾病。它包括特异性和非特异性两大类。特异性即细菌性、阿米巴虫性、结核性结肠炎等，非特异性即溃疡性、过敏性、继发肠功能紊乱性结肠炎。各类结肠炎虽有差异，但基本病理为结肠黏膜充血、水肿、脆性增加、易出血。本病病程缠绵、反复发作，短则数月长则数十年。慢性结肠炎可发生于任何年龄，但以 20～40 岁为多见。属于中医学"泄泻""便血"等范畴。

本病主要病变在脾胃与大肠，而与肝、肾关系密切，而脾虚、湿盛是导致本病发生的重要因素。外因与湿邪关系最大，内因则与脾虚关系最为重要。

【临床表现】以腹泻为主症。湿热下注者腹痛而泻，泻下如注，血便臭秽，肛门灼热疼痛。肝旺脾虚者见腹泻、便秘交替发作，时作时止，多因恼怒而发作或加重。脾胃虚弱者下利日久，大便稀薄，遇寒冷或食入生凉之物发作，腹部隐痛；脾肾阳虚见黎明泄泻，肠鸣脐痛，泻后痛减，大便稀薄，形寒肢冷。

【治疗】清利湿热，温肾补脾抑肝。

【主穴】中脘、天枢、气海、上巨虚、阿是穴。

【灸法】着肤灸，每次 3～5 穴，每日灸 1 次，每穴 5 壮，每 10 天为 1 个疗程。

【按语】患本病后，饮食以柔软、易消化、富含营养为主，以补充足够热量为原则，避免冷饮、水果、多纤维和刺激性生冷食物。卧床休息，避免精神紧张，做到心情舒畅，对治疗疾病很有帮助。

五、胃下垂

胃下垂是指人体站立时，胃的下缘达盆腔，胃小弯弧线最低点降至髂嵴连线以下。本病的发生是由于膈肌悬吊力不足，肝胃、膈胃韧带功能减退而松弛，腹内压下降及腹部松弛等因素而致。本病多见于身体瘦弱、胸廓狭长的人，也可因各种原因经常压迫胸部和上腹部引起，多产妇女易患本病。中医认为本病由脾胃虚弱、中气下陷所致。

【临床表现】上腹饱胀不适、隐痛，进食后疼痛加重，消化不良，恶心打嗝，不思饮食，大便秘结或溏薄，矢气频频，腹部有重坠感，用手托腹部则感舒适，消瘦乏力，或见腰痛、呕吐、嗳气，平卧时症状减轻，舌苔薄，脉濡软无力。

【治则】健补脾胃，升阳举陷。

【主穴】百会、足三里、中脘、梁门、关元。

【配穴】胃脘胀痛者加太白、公孙。

【灸法】着肤灸，每次选 2～3 穴，每日 1 次，每穴 5～10 壮。百会悬艾灸 10 分钟，10 日为 1 个疗程。灸后可用右手托胃底部，用力缓缓向上推移，反复数次。

【按语】艾灸与按摩、饮食、体育等疗法配合治疗胃下垂，往往能取得较为满意的疗效。治疗期间注意营养，少食多餐，禁止暴饮暴食，进餐后平卧 20 分钟，卧眠时足抬高 3cm。

六、胃痉挛

胃痉挛是继发于其他疾病（如急性胃炎、慢性胃炎、胃及十二指肠溃疡及胃神经官能症等）中的一个症状，多因胃酸分泌过多刺激胃黏膜，导致平滑肌痉挛。或因烟酒茶之过用，或因进食过冷食物引起，女子生殖器疾病、月经异常、妊娠等亦可导致。本病多属中医"胃脘痛"范畴。外感寒邪犯胃，过食生冷或饮食不节，或情志不舒等均可导致气机阻滞，不通则痛。

【临床表现】突发性剧烈腹痛，其痛如钻如刺，如灼如绞。患者常屈其上肢或以拳重按，以缓解疼痛。疼痛严重时往往向左胸部、左肩胛部、背部放射。同时，腹直肌也发生痉挛。或伴有恶心呕吐，甚则颜面苍白，手足厥冷，冷汗直流，乃至不省人事。痛止后，健康如常。其发作一日数次或数日、数月一次。症见胃脘疼痛暴作，畏寒喜暖，得热则减，为寒邪犯胃；痛有定处，如针刺刀割，舌质紫暗，为瘀血阻滞；症见胃脘胀痛，痛及两胁，痛发与情志相关，为肝气犯胃；或见脘腹胀痛拒按，厌食，嗳气食臭，为食积于胃。

【治则】温中散寒，行气止痛。

【主穴】天枢、中脘、梁丘、幽门。

【配穴】寒邪加合谷、外关，瘀血加膈俞、足三里，肝气犯胃加肝俞、期门，食滞加足三里、璇玑。

【灸法】着肤灸，每次选3~5穴，每穴3~5壮。

【按语】灸法治疗本病疗效好。应注意原发病的治疗。

七、消化性溃疡

消化性溃疡是指胃或十二指肠的黏膜受到损伤，分别导致胃溃疡或十二指肠溃疡，是一种常见的疾病。本病是由于胃酸及由胃和十二指肠内壁制造的保护性黏液失衡所致，跟幽门螺杆菌感染有关。服用药物（如非甾体抗炎药、阿司匹林及类固醇），或烧伤、外科手术均可引起，跟吸烟、酗酒及心理压力也有关系。本病属中医的"胃脘痛"范畴。情志不舒，肝气横逆犯胃；过食生冷或饮食不节，食滞内生湿热；或劳倦过度，饥饱失常，脾胃虚弱，水谷不化；或外感寒邪犯胃等，均可导致胃脘痛。

【临床表现】以剑突下疼痛为主症。胃溃疡多为餐后上腹正中疼痛，十二指肠溃疡多为空腹时上腹偏右疼痛。肝气犯胃，见胃脘胀痛，两胁胀闷，情志不遂则加重，嗳气吐酸；肝郁化火，耗伤胃阴，见食入易痛，口干苦，吞酸，便秘；食滞于中，见嗳腐吞酸，大便不爽；寒邪犯胃，见胃脘疼痛暴作，畏寒喜暖，得热则减；瘀血阻滞，见痛有定处，如针刺刀割，舌质紫暗；脾胃虚寒，见胃痛隐隐，喜暖喜按，遇凉痛甚，受凉劳累易发病。

【治则】行气解郁，补脾温中，和胃止痛。

【主穴】中脘、梁门、足三里、胃俞。

【配穴】肝气犯胃加太冲，肝郁化火加行间，食滞于中加璇玑，寒邪犯胃加合谷，瘀血阻滞加膈俞、内关，脾胃虚寒加脾俞，便溏加天枢。

【灸法】着肤灸，每次 3~5 穴，每穴 3~5 壮，每日 1 次，7 日为 1 个疗程。

【按语】灸法治疗此病疗效确切。建议患者服用药物需谨慎，尤其是非甾体抗炎药、阿司匹林及类固醇。戒烟，减少或避免饮酒。避免过分紧张。每餐不要吃得太饱，高脂肪及辛辣食物尽量避免。

八、肠梗阻

肠内容物不能顺利通过肠道，称为肠梗阻，是常见的急腹症之一，其发展快，病情重，症状复杂多变。本病多由肠腔内外各种因素所致，如蛔虫、食团、粪便、结石或肠套叠、腹腔或肠壁肿瘤，以及肠麻痹、肠痉挛等，致肠内容物不能通过而发病。本病属中医"关格""肠结""腹痛"范畴，是由各种原因而致胃肠气机阻滞，腑气不通。

【临床表现】肠梗阻的主要临床表现是腹痛、呕吐、腹胀，无大便和无肛门排气。这些症状的出现和梗阻发生的急缓、部位的高低、肠腔堵塞的程度有密切关系。本病患者多见阵发性剧烈腹部绞痛，呕吐在梗阻后可很快发生，然后进入一段静止期，再呕吐时间视梗阻部位而定；腹胀一般在梗阻发生一段时间以后出现，低位梗阻显著，在完全性梗阻发生后排便排气即停止。早期单纯性肠梗阻患者，全身情况无明显变化，后可出现脉搏细速、血压下降、面色苍白、四肢发凉等休克征象。

【治则】消食导滞，疏通肠腑。

【主穴】足三里、天枢、支沟、下巨虚。

【配穴】呕吐加内关，腹痛加三阴交、气海，肠鸣腹胀加太白。

【灸法】温针灸，每次选 3 穴，每天施灸 2 次。或着肤灸。

【按语】肠梗阻为急腹症，在采用非手术疗法的过程中，需严密观察病情变化，以免丧失手术时机而影响预后。

九、便秘

便秘指的是大便次数减少和（或）粪便干燥难解，一般 2 天以上无排便即提示存在便秘。但健康人的排便习惯可明显不同，例如有些人排便习惯每 3 天 1 次。因此，对有无便秘必须根据本人平时排便习惯和排便有无困难作出判断。

中医认为恣食辛热、饮水不足、血亏阴虚皆可导致肠道津液不足，失去对粪便的濡润滑利；情志不舒，悲伤忧思，忽视定时排便，久卧少动致气机郁滞，不能宣达，传导失职；痔瘘、肛裂患者，久忍大便不泄，致通降失常；或脾虚气弱传送推导无力，肾虚精耗不能蒸化津液，润滑肠道，使粪便当出不能出而成。

【临床表现】阴液不足，症见排出涩滞，粪便成块，味臭量少，3～5 日一行，伴有口臭唇疮，舌干口燥；气机郁滞，见"气内滞而物不行"，粪便虽不燥结，但排出困难，虽感腹胀，肛门下坠，但蹲厕后无粪便，或排不干净，腹胀肠鸣，矢气多，嗳气；脾肾两虚，症见粪蓄肠间而无便意，虽有便意而努挣乏力，便出十分艰难，排时汗出短气，便后疲乏不堪，不服泻剂就数日不行。

【治则】通腑导滞。

【主穴】天枢、大横、大肠俞、支沟。

【配穴】阴液不足加曲池、上巨虚、太溪，气机郁滞加太冲、膻中、气海，脾肾两虚加脾俞、肾俞、太溪。

【灸法】着肤灸，每次选3穴，每穴3壮，每日1次。或温针灸。

【按语】多食粗纤维含量高的食物，养成多饮水的习惯。不宜强忍便意，经常忽视便意将影响正常排便反射，导致便秘。生活起居要有规律，要积极参加体育活动，保持乐观的精神状态，也可有助于改善消化道的功能。

十、脱肛

脱肛即直肠脱垂，是肛管、直肠黏膜，或直肠全部和部分乙状结肠脱出的总称，常由年老体弱、妇女产后劳倦、小儿经常啼哭及慢性腹泻、便秘努挣、百日咳、排尿困难等所致，主要因为营养和发育不良，体质虚弱，肌肉张力不足，直肠周围组织松软和造成腹压过高的疾病所引起。本病多发于老年人、小儿、久患痔疮者以及久痢、久泻之人。婴儿时期，身体发育末完全，若久痢、久泻，脾气亏损，常可导致脱肛，老年人则因中气不足、液亏便干所致。

【临床表现】本病由于湿热下注的痔疮和便秘所致者属实证，症见肛门脱出，大便秘结，肛门红肿，甚或作痒刺痛；由于久病体弱，劳倦内伤，久泻不止，正气不足，气虚下陷而不能摄纳升提者属虚证，常见肛管脱出，每遇咳嗽、喷嚏、行路、劳累均可发生，伴乏力，少气懒言，神倦，面色萎黄，纳差。

【治则】清利湿热，疏导腑气，健补脾肾，益气固脱。

【主穴】长强、百会、足三里。

【配穴】湿热者加承山、白环俞，便秘者加天枢，腹胀者加上巨虚，气虚者加神阙、气海，脾胃虚者加脾俞、胃俞，肾虚者加肾俞。

【灸法】艾条温和灸，每次 3 ~ 5 穴，每日施灸 1 次，每穴 10 ~ 20 分钟，10 次为 1 个疗程，每个疗程之间间隔 4 日。

【按语】灸法治疗此病有一定疗效，营养不良、身体虚弱引起的脱肛要增加营养。肛门周围肿痛时，可用热水坐浴，加速局部血液循环，促使脱肛复原。便秘、腹泻或咳嗽引起的脱肛，及时治好后，脱肛亦可好转。

十一、胆囊炎

胆囊炎是常见病之一，多发生于青壮年。胆石症往往与胆囊炎同时并存，互为因果。胆石症是指胆囊、胆道内因存在结石所产生的症状，胆囊炎则是指胆囊因细菌感染、胆石梗阻、化学因素而引起的病变。它们属于中医学"胁痛"范畴。胆囊炎与胆石症的发生，是多种因素互相作用的结果，这些因素引起体内代谢障碍、细菌感染及胆汁滞留，使胆囊壁充血肿胀，黏膜溃烂和胆囊积脓等变化。中医认为是肝胆失于疏泄所致。

【临床表现】本病急性期症状表现较为突出，急性胆囊炎表现为上腹或右上腹剧烈绞痛，可放射至右肩背部，可伴有发热、恶心、呕吐、腹胀和食欲下降、黄疸。急性化脓性胆管炎表现为腹痛、寒战、发热和黄疸。慢性期表现多为右上腹或上腹部不同程度的隐痛或刺痛，进食油腻食物或劳累后症状加重。本病急性、慢性都以实证多见，以胁痛为主症。急性者伴有胸痞、便结、尿黄等症。慢性者伴有轻微消化道不适，或口干咽干。

【治则】疏肝利胆。

【主穴】阳陵泉、期门、日月、胆俞、太冲、足临泣。

【配穴】发热加大椎、合谷，绞痛加丘墟、足三里，胸满或呕吐加膈俞、内关、丰隆。

【灸法】着肤灸。每次3~5穴，每日灸2次，每穴3~5壮，7日为1个疗程。

【按语】灸法治疗本病效果较好。有规律地进食（每日三餐）是预防结石的最好方法，适度营养并适当限制饮食中脂肪和胆固醇的含量，节饮食，调摄精神，适度的体育锻炼，可减少此病的发作。

十二、肝硬化

肝硬化是指由一种或多种原因长期或反复损害肝脏，导致广泛的肝实质损害，肝细胞坏死，纤维组织增生，肝正常结构紊乱，质地变硬，可并发脾肿大、腹水、水肿、黄疸、食管静脉曲张、出血、肝性昏迷等。肝硬化可由多种致病因素引起，如长期饮酒、血吸虫病、胆道梗阻、药物或化学毒害、营养不良、免疫性疾病等。我国肝硬化的病因最主要是乙型肝炎。中医认为本病是由于黄疸日久，感染蛊毒，饮食不节，嗜酒过度等，导致肝脾肾受病，气滞血瘀水蓄而成。

【临床表现】肝硬化早期多为肝郁脾虚、气滞血瘀，症见胸腹闷胀，胁痛，纳差，恶心，便溏，乏力，或见肝脾肿大，蜘蛛痣，肝掌，舌边有紫斑。中后期见水湿内阻，症见腹膨如鼓，按之坚满，脘闷纳呆，恶心。或伴面色萎黄，畏寒肢冷，神倦便溏等脾肾阳虚表现；或有面色黧黑、口干、心烦、潮热、鼻衄等肝肾阴虚征象。

【治则】疏肝健脾，活血化瘀，利湿行水。

【主穴】期门、中脘、足三里、水分、三阴交。

【配穴】胁痛加阳陵泉，肝脾肿大加石门，黄疸加阳纲，脾虚配脾俞，肾阳虚配肾俞，肝阴虚配肝俞。

【灸法】着肤灸，每次 3 ~ 5 穴，每穴 3 ~ 5 壮，每日 1 次，10 次为 1 个疗程。治疗 3 个疗程。

【按语】肝硬化患者要合理饮食，有足够的糖类供应，每天膳食中有 60g 高效蛋白可满足需要，可交替食用鱼、瘦肉、蛋类、乳类、豆制品，严格低脂肪饮食；注意补充维生素 B_1、维生素 B_6、维生素 C、维生素 E 和维生素 K 和微量元素，如锌、硒；对于腹水或水肿患者，一定要控制钠盐和水摄入。

第三节　泌尿系统病症

一、遗尿

遗尿（原发性遗尿）俗称尿床，指年龄在 3 周岁以上的人夜间睡眠时不自觉的排尿而言，多发于 4 ~ 14 岁的儿童及老年人。没有明显尿路疾病或神经系统器质性病变者称为原发性遗尿。因下尿路梗阻、膀胱炎、神经病变等引起的排尿功能障碍称为继发性遗尿。原发性遗尿的主要病因有下列几种：大脑皮质发育延迟，不能抑制脊髓排尿中枢，在睡眠后逼尿肌出现无抑制性收缩，将尿液排出；睡眠过深，未能在入睡后膀胱膨胀时立即醒来；心理因素；遗传因素。

中医有"肾与膀胱俱虚，而冷气乘之，故不能制其尿出而失禁，谓之遗尿"之说，说明本病的发生多与肾和膀胱有关。

【临床表现】肾阳亏虚，发为遗尿。症见精神不振，怯寒，少腹时坠胀，尿意频数，小便淋沥不断，伴头晕，腰酸，足软无力，舌淡苔白，脉沉细。另外，脾肺气虚，水道制约无权也可发病。症见遗尿，面色萎黄，神疲体倦乏力，纳差，便溏，舌淡苔白厚腻，脉沉细等。

【治则】补肾益气，健脾固涩。

【主穴】关元、三阴交。

【配穴】肾气不足加命门、肾俞、气海，膀胱失约加膀胱俞。

【灸法】着肤灸，每日施灸 1 次，每穴 5～10 壮，10 天为 1 个疗程。

【按语】灸法治疗此病疗效较好。原发性遗尿症的治疗要取得家长和患儿的合作，建立信心，坚持排尿训练；睡前不宜过度兴奋，睡前排尿，睡熟后父母可在其经常遗尿时间之前将其唤醒，使其习惯于觉醒时主动排尿。

二、尿潴留

膀胱内积有大量尿液不能排出者，称为尿潴留。尿液完全停留于膀胱，称为完全性尿潴留；排尿后仍有残留尿液，称为不完全性尿潴留。急性发作者称为急性尿潴留，症见膀胱胀痛，尿液不能排出；缓慢发生者称为慢性尿潴留，症见多无疼痛，经常有少量持续排尿，又称假性尿失禁。

尿潴留原因分两类：①尿道阻塞：各种原因导致膀胱颈或尿道阻塞。②非尿道阻塞：由排尿功能障碍引起的。较常见的如手术后伤口肿痛，反射性地引起尿道括约肌痉挛；术后或产后腹压突减，对内部压力的增加不敏感而常无尿意，以致存积过量小便引起尿潴留。中医称此病为"癃闭"，多与脾、肺、肾三脏有关，膀胱气化不利是导致癃闭的主要原因。

【临床表现】水热互结，症见小便量少，热赤，或癃闭，小腹胀满，大便不畅，甚或喘息神昏；膀胱瘀血，症见小便淋沥不畅，或尿如细线，或阻塞不通，小腹胀满隐痛，舌暗，脉涩；肾阳不足，症见小便淋沥不爽，排出无力，腰膝酸软，畏寒。

【治则】清热利湿，温补脾肾。

【主穴】三阴交、中极、膀胱俞。

【配穴】水热互结者加尺泽、阴陵泉，膀胱瘀血加膈俞，血海，肾阳不足加命门、关元，脾虚气陷者加脾俞、足三里。

【灸法】艾条温和灸，每日灸 1~2 次，每穴 10~15 分钟。治疗 1~6次。

【按语】临床产后、术后尿潴留常见，针灸治疗此症有独特疗效。术后尿潴留患者可下床者，嘱适当下床活动。

三、前列腺炎

前列腺炎是男性常见疾病，绝大多数发生在青壮年。前列腺炎的病因有感染性和非感染性。感染性的前列腺炎常常由于尿道炎、精囊炎、附睾炎引起，也可由于其他部位的感染灶经血行至前列腺引起。最常见的原因是细菌从尿路直接蔓延至前列腺所致。除细菌外，病毒、滴虫、真菌、支原体等均会引起前列腺炎。非感染性前列腺炎常常由于饮酒、性交过度、长期骑车、手淫等引起前列腺的充血。本病属于中医学的"尿浊""膏淋"范畴，多由湿热下注或肾虚、膀胱气化不利而致。

【临床表现】急性者主要症状为会阴部胀痛不适，小便时频、急、痛等，发病较急，可伴有发热、寒战、乏力等全身症状。慢性前列腺炎的主要表现为：排尿不尽感，或有尿道烧灼感、尿频急痛和发痒等；尿色加深，排尿终端尿道口流出白色分泌物；胀痛和抽痛，向阴茎头及会阴部放射；伴有性功能障碍或神经衰弱表现。湿热下注见尿频、尿急、尿热、尿痛、尿后滴血，尿白浊如米泔。肾虚见尿浊，烦热，舌红脉细，部分患者可伴见遗精、腰冷、神疲，舌淡脉沉等。

【治则】清热利湿，温肾化气。

【主穴】阴陵泉、三阴交、气海、中极。

【配穴】湿热下注加曲泉，痛甚加太冲，肾虚加太溪、膀胱俞、肾俞、足三里。

【灸法】着肤灸，隔日1次，每穴3～5壮。可在少腹部行火龙灸。

【按语】灸法治疗此病有一定疗效。前列腺炎患者应当注意：低脂肪饮食，避免辛辣、咖啡因、酒精与吸烟，多食谷类、坚果与蔬菜类食物，补充维生素C、锌、维生素E，避免憋尿。青壮年男性性功能旺盛，性活动频繁，在性兴奋的刺激下导致前列腺的反复充血，容易诱发炎症，因此要有规律的性生活。

四、前列腺增生症

前列腺增生症是一种老年男性的常见病，发病年龄大都在50岁以后，随着年龄增长，其发病率也不断升高。其病理改变主要为前列腺组织及上皮增生，故称前列腺增生症。前列腺增生与体内雄激素及雌激素的平衡失调关系密切，可由于气候冷热的变化、劳累或饮酒等因素，使前列腺局部和膀胱颈部发生充血、水肿等引起完全性梗阻，造成尿潴留。在夜间熟睡时，尿液可自行流出，发生遗尿现象，尿液压力增大时可引起充溢性尿失禁，膀胱颈部充血或并发炎症结石时，可出现血尿。本病属中医"淋证""癃闭"范畴。中医认为是肾阳虚弱，血瘀脉络，影响膀胱气化功能所致。

【临床表现】临床表现为尿频、尿急、排尿困难，出现尿线无力，尿流变细或淋沥点滴状，排尿后仍有排尿感。肾阳虚者见夜尿多，形寒肢冷，腰酸。有瘀者见排尿困难，或有血尿，舌边有瘀点。夹湿热者见尿急或闭，恶寒发热，脉浮。

【治则】温肾通腑，活血通络。

【主穴】关元、曲骨、肾俞、三阴交。

【配穴】肾阳虚者加命门，有瘀者加足三里，有湿热加曲池、合谷。

【灸法】肾虚隔附子饼灸，夹湿热着肤灸，隔日 1 次，每穴每次 3～5 壮。

【按语】灸法治疗此病有一定疗效。前列腺增生症状不明显无须治疗。中老年人应加强体育锻炼，注意饮食卫生，多食维生素类蔬菜，增加营养。戒烟。平日注意会阴部卫生。

五、阳痿

阳痿是男性常见性功能障碍之一，可由中枢神经功能紊乱或器质性疾病引起。中医认为本病由于手淫或房劳不节引起命门火衰；或由情志刺激，肝气郁滞；或思虑过度，损伤心脾；或惊恐伤肾，或湿热下注，或寒邪侵袭，从而导致宗筋失养而弛纵，引起阴茎痿弱不起，临房举而不坚。其病机虽有寒热虚实之分，但元阳不振是关键，因而治疗的关键也在于激发和振奋机体元阳之气。

【临床表现】临床表现为阴茎勃起不能或勃起不坚，不能进行正常的性交。其他症状有头晕、视物发昏、倦怠乏力、精神萎靡、失眠、盗汗或自汗等。

【治则】益气壮阳，强腰固肾。

【主穴】中极、关元、肾俞、命门。

【配穴】失眠加神门、太溪。

【灸法】着肤灸，3日治疗1次，每30日（10次）为1个疗程，每次艾灸30分钟。

【按语】本法主要适用于功能性阳痿，对器质性病变所导致的疗效欠佳。正确对待本病，放松精神，积极治疗，养成良好的生活习惯，适当进行体育锻炼，有助于本病的痊愈。心理因素造成的阳痿，要男女双方共同努力，在性生活上要互相体贴、同情、谅解、关照和鼓励，在实践过程中，要相互摸索和适应，逐步积累经验，掌握彼此的性规律，这样自然会使双方的性生活得到和谐。特别是女方，应向男方坦率表明，夫妻间的乐趣并不单纯在于性交，更重要的是友谊、爱情，生活上互相帮助，事业上共同进步。女方的体贴、谅解和信任，常能使男方解除思想负担，一旦能解除思想负担，男方的阳痿能不药自愈。

六、男性不育症

男性不育症是指夫妇婚后同居两年以上，未采取避孕措施而未受孕，其原因属于男方者。本病亦称男性生育力低下，原因概括为先天发育异常、后天病理改变两大类。

中医认为后天不育症主要是由于房劳过度或病久伤阴致肾气不足；情志不舒，肝郁气滞，疏泄无权；过食肥甘滋腻，痰湿内生，湿热下注或气血两虚而致不育。

【临床表现】结婚后经年不育。肾阴虚见腰酸膝软，早泄阳痿，性欲减退，有时遗精。肾阳虚兼有夜尿多，形寒肢冷。肝气郁结症见情志忧郁，胸胁胀痛，阳痿不举或举而不坚，或性交精液不能射出。肝郁化火症见胸闷烦躁，见色动情，阳事易举，性交不射精。湿热下注见头晕身重，少腹急满，小便短赤，阳事不举。

【治则】培补肾气。

【主穴】关元、气海、三阴交、足三里。

【配穴】肾阴虚加肾俞、太溪，肾阳虚加命门、志室，肝气郁结加肝俞、次髎，肝郁化火加行间、阴廉，湿热者加次髎、阴陵泉。

【灸法】着肤灸或隔姜灸，隔日1次，每穴3~5壮，15次为1个疗程。湿热、肝火者用温针灸。

【按语】灸法治疗不育症效果较好。灸治前应查清引起不育症的原因，根据不同病因给予治疗。如能结合中药助治，则对缩短疗程、提高疗效大有裨益。

七、遗精

本病是指一夜2~3次或每周数次遗精，连续不断，甚至午睡或清醒时性兴奋和非性交状态下出现遗精，或在有规则的性生活时经常出现属病理状态的遗精。

每1~5个星期遗精1次属于未婚男子正常的生理现象。不正常遗精常见于遗精者思想过分集中在性问题上，或有手淫的不良习惯。另外，包皮过长、尿道炎、前列腺炎以及身体虚弱、劳累过度可以引起遗精。遗精乃精关不固所致，主要责之于肾，与心脾也有关。

【临床表现】实证者见遗精，口苦咽干，身疲倦怠，尿赤，为湿热下注、扰动精室所致；虚证者见乱梦纷纭，梦中遗精，头昏目晕，心悸易惊，为君相火旺；遗精频作，甚则滑精，精神萎靡，腰酸膝软，畏寒，为肾失封藏。

【治则】清泄君相之火，补肾固精。

【主穴】中极、肾俞、三阴交、关元、志室。

【配穴】湿热下注加次髎、膀胱俞，君相火旺加心俞、神门，肾失封藏加太溪、足三里。

【灸法】艾条温和灸，每次选 2～4 穴，每穴灸 15 分钟，隔日 1 次，10 次为 1 个疗程。

【按语】清心寡欲，排除杂念，是治疗本病的关键。睡眠采用侧卧位，内裤不宜过紧，适当安排工作和学习，参加各种健康的文体活动，力戒早恋、手淫等不良习惯。

第四节　神经系统及其他病症

一、中风偏瘫

中风偏瘫是由脑出血、脑血栓、脑栓塞、蛛网膜下腔出血等所引起的，以一侧肢体的运动功能障碍或有感觉丧失的病症；或伴有口角歪斜、流涎、吞咽困难、语言謇涩、大小便失禁等症状，有高血压病和动脉粥样硬化病史的中老年人发病率较高，在中医属"中风""偏枯"的范畴。肝肾阴虚为发病之根本，气血痹阻、筋脉失养而偏瘫。

【临床表现】半身不遂，肌肤不仁，手足麻木，口角歪斜，言语謇涩，或兼有头晕，头痛，腰膝酸重。

【治则】通经活络。

【主穴】上肢瘫痪取肩井、肩髃、手三里、曲池、外关、合谷，下肢瘫痪取伏兔、阳陵泉、三阴交、足三里。

【配穴】语言謇涩加廉泉，口眼歪斜加地仓、下关。

【灸法】上、下肢用温针灸，头颈用艾条温和灸，每次选 3~5 穴。初病每日灸 1 次，恢复期或后遗症期隔日灸 1 次，每次为 1 个疗程。

【按语】艾灸对偏瘫恢复有很好效果。中风（脑卒中）时需送医院及时抢救。防重于治，平时要保持心情愉快，尽量做到恬惔虚无、淡泊名利、心胸开阔、大肚能容，对待得失荣辱不过喜过惊，泰然处之；饮食起居要有规律，避免或少服肥甘厚味及刺激性食物，宜戒烟酒；在气候急剧变化时要注意调摄，顺应自然，避免劳倦过度，严防跌仆；要定期体格检查，做到及时治疗，以减少本病的发生。若不幸中风，瘫痪肢体不能自主运动，必须做到勤翻身，经常保持衣服、被罩干燥平整；受压皮肤发红时，要及时按摩，涂抹滑石粉及红花酒；有言语障碍者，应耐心对患者进行发音训练。

二、神经衰弱

神经衰弱是一种神经症性障碍，其主要临床特点是既容易兴奋又容易疲劳，常伴有各种躯体不适和睡眠障碍，患者始终保持对疾病的自知力。

一般认为，精神因素对本病起着重要作用。由于人们的世界观和思维方式的不同，对客观现实充满矛盾和冲突的反应与态度也就不同，加之个体神经系统的功能状态和对外界刺激的耐受阈的差别，常因不能正确对待和处理复杂纷繁的周围刺激而使其陷入无法解脱的境地，造成兴奋与抑制过程严重失调。本病与中医学"健忘""不寐"等病证有相似之处。思虑过度、情志不遂为其主因。

【临床表现】心脾两虚见多梦易醒，心悸健忘，食欲缺乏；肾虚见早泄、梦遗，注意力不集中，腰酸膝软，或有精神疲惫，记忆力差；肝气郁结症见失眠，沉默不语，胸胁胀痛，头晕而痛，多烦易怒，或伴胁痛。

【治则】疏肝解郁，养心安神。

【主穴】神门、心俞、内关、太溪、百会。

【配穴】心脾两虚加心俞、脾俞，肾虚加三阴交、命门，肝气郁结加太冲、行间。

【灸法】艾条温和灸，每次选 2～3 穴，每穴 10 分钟，每日 1 次，10 次为 1 个疗程。

【按语】神经衰弱多由心理因素所造成，心理治疗要使患者放下包袱，恬惔虚无，淡泊名利，心胸开阔，坚定意志。

三、癫痫

癫痫，俗称"羊角风"，是指一时性大脑功能紊乱引起的全身或局部肌肉阵发性抽搐的综合征，可分为原发性（遗传或原因不明）和继发性两类，后者可由大脑病变引起。过度疲劳、饥饿或过饱，以及强烈的情绪刺激和酗酒等均可诱发。

中医认为癫痫发病之因，多由肝肾不足，本元亏损，以致肝风内动、痰涎上逆、清窍蒙蔽、经气紊乱而致。

【临床表现】实证见发作时患者突然尖叫一声并意识丧失而倒地，开始全身肌肉强直性收缩，两眼上翻，持续数秒，口吐白沫，持续 1～3 分钟后抽搐突然停止。患者呈昏睡或昏迷状态，经数分钟至数小时后清醒，醒后对发作毫无记忆，苔白腻，脉弦滑。虚证见发作日久，反复发作，抽搐强度减弱，精神萎靡，失眠，面色不华，食少，腰膝酸软。

【治则】息风定痛，豁痰开窍，补益肝肾，养心健脾。

【主穴】鸠尾、风府、筋缩、内关、丰隆。

【配穴】发作时加取百会、神门，夜间发作加照海，白天发作加申脉，持续发作昏迷不醒加涌泉。

【灸法】着肤灸，隔日施灸 1 次，每穴 3 ~ 5 壮，10 次为 1 个疗程。

【按语】癫痫患者要树立战胜疾病的信心，保持乐观情绪，正确对待疾病。精神紧张、悲观失望等可促使癫痫发作。过重的体力劳动，剧烈的体育运动可诱发癫痫。饱餐或饥饿以及一次性大量饮水也可诱发癫痫。

四、头痛

头痛指颅内外痛觉敏感组织受到刺激而引起的头颅上半部分（眉目和枕下部以上）的疼痛。头痛是临床上常见的一个症状，多发生于多种急慢性疾病，其病因病机极为复杂。头痛可由多种原因引起，中医学认为外感六淫、肝阳上亢、痰湿内阻和体质虚弱等原因导致。

【临床表现】风邪侵袭表现为头痛如锥如刺。挟有寒邪者，头痛时作，恶风寒；挟有热邪者头痛而厥，恶风发热。另外，头痛可按经络学说的理论分经辨证。头痛在前额为阳明经头痛，在两侧为少阳经头痛，在后头部为太阳经头痛，在巅顶处为厥阴经头痛。

【治则】通经活络止痛。

【主穴】阿是穴为主。阳明经头痛取阳白、攒竹、太阳、印堂、头维、合谷，少阳经头痛取率谷、曲鬓、外关，太阳经头痛取络却、玉枕、天柱、后溪，厥阴经头痛取百会、四神聪、前顶。

【配穴】风寒加风池，风热加大椎。

【灸法】疼痛处放上薄姜片，姜上放置艾团，点燃，当患者局部有热烫感时，即捏姜片来回移动，以能忍受为度。先灸一侧痛处，然后再灸另一侧。或艾条温和灸，每次选 2 ~ 4 穴，每穴 15 分钟，每日 1 次。

【按语】灸法治疗此病疗效较好。饮食中要尽量忌食咖啡、巧克力及可可等食品，因为这些食品含有能够使血管收缩的物质，引起头部疼痛。经常头痛的人往往是因体内缺乏镁所致，因此要多食大豆、全谷食物、海产品、核桃等含镁元素丰富的食物，同时不要贪酒。睡觉时不要俯卧，睡眠要充足。

五、三叉神经痛

三叉神经痛是指三叉神经分布区域内阵发性剧烈疼痛，有原发性和继发性两种。三叉神经痛的疼痛特点是突发性、剧烈性和存在激发点。发病者多为 40 岁以上的中老年人。病因尚未完全明了，可能与受寒、感染、三叉神经损伤或其他脑神经损伤等有关。中医认为三叉神经痛发生与外邪侵袭有关。风寒或风热之邪外袭，使气滞血瘀，经络闭塞不通而致疼痛。

【临床表现】三叉神经痛多发生在上颌支和下颌支，眼支较少见。三叉神经分布区突发剧烈疼痛，疼痛如电击、刀割、针刺样，每次发作持续几秒至几分钟，反复发作；在间歇期轻触口腔颌面部某一部位即可诱发，即激发点。触发点多在鼻旁、上下唇、颊部等处，如谈话、进食、洗脸、刷牙都可能引发疼痛。风寒者遇冷风拂面而发生疼痛，得热则痛减；风热者恶风、发热、咽干痛，便结，溺赤。瘀血阻络者痛如刀割、锥刺，疼痛愈发愈重。

【治则】通经活络止痛。

【主穴】选择邻近神经干的穴位为主。眼支神经痛选下关、太阳、丝竹空、头维、合谷，上颌神经痛可选下关、迎香、颊车、听会、四白、合谷，下颌神经痛选合谷、下关、大迎、地仓、颊车、承浆等穴位。

【配穴】风寒盛者加风池、风门，风热盛者加大椎、曲池，瘀血者加膈俞、血海。

【灸法】艾条温和灸，每次选5穴，每日施灸2次。

【按语】保持精神愉快，避免精神刺激，尽量避免触及面部激发点。饮食应富含营养，起居规律，保证足够的睡眠和休息，室内环境应安静、整洁，空气新鲜。

六、面肌痉挛

面肌痉挛亦称面肌抽搐，是面神经受激惹而产生的功能紊乱症候群，多为一侧。患者以40岁以上多见，女性多于男性。现代医学认为，本病是由于某种压迫使面神经传导发生病理性干扰所致，大部分患者是由于正常的血管交叉压迫，如小脑后下动脉、小脑前下动脉、椎神经动脉压迫；或面神经瘫痪恢复后出现的面肌痉挛，极少数为外伤肿瘤或外科手术后出现患侧面肌痉挛，也有不明原因者。中医学认为，面肌痉挛是由于素体阴亏或体弱气虚引起，阴虚、血少、筋脉失养或风寒上扰于面部而致。

【临床表现】临床表现为面神经所支配的肌肉发作性、无痛性、阵挛性收缩，常始于眼轮匝肌，随即波及口轮匝肌，逐渐加重，严重者波及整个面肌。发作时，患者半侧面肌出现阵发性抽搐，眼睑紧闭，口角歪斜，抽搐持续数秒至10分钟左右，有间歇期，自己不能控制。安静时减轻，情绪紧张、疲劳激动时加重，睡眠时消失。

【治则】通经活络，养血止痉。

【主穴】攒竹、四白、下关、翳风、地仓、太阳、合谷。

【配穴】肝气郁结加太冲，风寒加风池，气血虚弱加足三里，肝肾阴虚加肝俞、太溪。

【灸法】艾条温和灸，每次选 5 穴，每穴 10 分钟，每日 1 次，10 次为 1 个疗程。

【按语】注意休息，保证睡眠时间，调节情志。使患者树立康复信心，积极配合治疗，正确对待社会和家庭中所出现的种种麻烦和危机，以正常和健康的心态去迎接人生各种挑战，解除烦恼，化解矛盾，必要时尚需要身边的亲人和同事予以积极配合。

七、面神经炎

面神经炎（俗称歪嘴风）的病因目前尚不十分清楚，一般认为是位于面神经管内的面神经受急性非化脓性炎症的影响，亦可能与病毒感染有关，引起急性面神经功能障碍，表现为病侧面部表情肌瘫痪。面神经炎可发生在任何年龄，以青壮年较易发病。

中医称其为面瘫或口眼歪斜，认为本病多因脉络空虚，风寒、风热之邪侵袭面部筋脉，肌肉纵缓不收而成面瘫。

【临床表现】风寒者多有受凉因素，如冷天坐摩托车，夏日对一侧面部吹风扇或空调过久等；风热者继发于感冒发热、中耳炎、牙痛之后。本病起病突然，在发病前可有耳后疼痛症状，很快发生同侧面部表情肌瘫痪。面部表情动作和随意动作均不能做，漱口、饮水时水从患侧口角外流，进食时，食物停滞于病侧面颊与牙齿之间，病侧流泪。病侧沟纹变浅或消失。眼裂变大甚至不能闭合。病侧口角低。人中偏向健侧。鼓气、吹哨时，病侧漏气。病侧不能皱额、皱眉。

【治则】疏风通络，行气活血。

【主穴】翳风、颊车、下关、地仓、合谷、阳白、太阳、四白、迎香。

【配穴】风寒加风池，风热加大椎、曲池，正气虚加足三里。

【灸法】艾条温和灸，每日施灸 1 次，每穴灸 10 ~ 15 分钟，10 次为 1 个疗程。

【按语】灸法治疗此病疗效好。本病在治疗期间，可配合湿毛巾热敷、表情动作及嘴嚼练习等。局部保温、按摩均有利于改善局部血液循环，减轻水肿，加快表情肌功能的恢复。

八、帕金森病

帕金森病又称震颤麻痹，是中老年人常见的一种中枢神经系统的疾病，多为隐匿起病，缓慢进展。帕金森病的病变原因是大脑和中脑的黑质纹状体变性，引起神经介质多巴胺减少而出现的一系列症状，其发病年龄多在 50 ~ 60 岁，男性多于女性。由于颅脑损伤、脑炎、脑动脉硬化及一氧化碳、药物中毒等，产生与震颤麻痹类似的症状，这些统称为"帕金森病"或"震颤麻痹综合征"。中医学称之为"颤证""颤振""振掉"等，多由肝肾亏虚、气血不足、阳气虚衰、筋脉失其濡养与温煦而致病。

【临床表现】主要症状是肌震颤、强直，以及情感变化与随意运动减少。气血不足见乏力，易有疲劳感，伴头晕眼花，劳累后加重，爪甲不荣；肝肾亏损者年龄较大，腰膝酸软，形体消瘦；血瘀经络者病史长，有不同程度的头部外伤史，肢体震颤严重，患者常年卧床。

【治则】补肾柔肝，养血止颤。

【主穴】四神聪、脑户、风府、风池、大椎，头针区取舞蹈震颤控制。

【配穴】气血不足加脾俞，肝肾亏损加肝俞、肾俞，血瘀经络加血海，上肢震颤加内关、曲池，下肢震颤加足三里、三阴交。

【灸法】艾条温和灸，每次选 3~5 穴，每穴灸 10 分钟，每日 1 次，30 日为 1 个疗程。

【按语】帕金森病患者常因情绪变化而加重病情，所以心情舒畅有利于控制疾病。服用镇静剂不宜过量，否则会加重症状。饮食要避免高脂肪、高胆固醇，防止动脉粥样血管硬化。此外，适当的肢体功能锻炼和积极的思维、语言活动能减缓和控制本病的发展。

九、桡神经麻痹

桡神经麻痹又称桡神经损伤，主要表现为腕关节无力、下垂、运动障碍。本病可因桡神经在腋窝拐杖支撑压迫而发生，但桡神经绕过肱骨的一段接近浅表而更易受损，常因睡眠中被压或骨折而受损。手术时上肢长期外展，亦可引起桡神经损伤。铅中毒及酒精中毒，特别容易损害桡神经。

本病中医学属"痿证"。本病多因外伤所致，致使脉络瘀阻，气血运行不畅，筋脉失于濡养而手不能用。

【临床表现】桡神经麻痹的最突出表现为腕下垂。高位损伤产生完全性桡神经麻痹，不能伸肘、伸腕和伸指，拇指不能伸直和外展，前臂在半旋前、半旋后位时不能屈（肱桡肌瘫痪），不能将前臂旋后（旋后肌瘫痪），肱三头肌反射消失。肱骨中段病损时，肱三头肌功能完好，病损在肱骨下端或前臂上段时，肱桡肌、旋后肌、伸腕肌功能保存。桡神经损害时，可能有前臂背面和手背桡侧的感觉减退，常因邻近感觉神经支配的重叠，而感觉缺损区仅限于拇指和第 1、2 掌骨背面的极小部分。

【治则】活血养血通经。

【主穴】肩髎、曲池、合谷、手三里、曲池、臂臑。

【配穴】肩井、肩贞、外关、阳溪、阳池、中渚。

【灸法】每次选5穴，温针灸，每日1次，10次为1个疗程。

【按语】饮食上注意摄入含B族维生素丰富的食物，如糙米、谷皮等。患肢适度功能锻炼，有助恢复。

十、末梢神经炎

由多种原因引起的多发性末梢神经损害的总称，表现为肢体远端对称性感觉、运动和自主神经功能障碍，亦称多发性神经炎。任何年龄的男女均可发病，较常见的病因是感染。如急性感染性多发性神经炎，以青少年较为多见。重金属及毒素中毒均可引起，如砷、铅、一氧化碳、二氧化碳、有机磷农药中毒。有些药物，如呋喃西林、呋喃妥因也可导致。本病属于中医"痹证"范畴。中医认为，湿热、痰饮互结于经络之间，血脉闭塞导致麻痛。

【临床表现】初期常以指（或趾）端烧灼、疼痛、发麻等感觉异常或感觉过敏等症状为主，逐渐出现感觉减退乃至消失。感觉障碍的分布呈手套或袜套式，肌力减退、肌张力低下，肢端皮肤发凉、苍白或潮红，少汗或多汗。

【治则】祛湿活血通络。

【主穴】上肢病取曲池、合谷、外关、八邪，下肢病取阳陵泉、阴陵泉、足三里、三阴交、八风、涌泉。

【配穴】肝俞、脾俞、膈俞。

【灸法】每次选3~5穴，温针灸，10次为1个疗程。或温和灸。

【附注】此病艾灸治疗疗效较好。急性感染性多发性神经炎多以中西医结合治疗，中毒性神经炎应以预防为主，如加强劳动保护，预防金属和农药中毒，尽量少用呋喃类药物等。如发现有神经症状和体征时，应尽快解除病因，改善神经营养功能，并增强体质。营养代谢障碍所致者，应寻找营养障碍原因并给予相应处理；由糖尿病引起者应同时治疗糖尿病。

十一、股外侧皮神经炎

股外侧皮神经发生炎症，表现为大腿前外侧的皮肤疼痛及感觉异常，称之股外侧皮神经炎。股外侧皮神经来自第 2、3 腰神经，前支负责膝关节及大腿前方的皮肤感觉，后支负责大腿外侧皮肤的感觉。股外侧皮神经的任何一段受压、外伤等均可引起本病，如脊椎增生性骨关节病、强直性脊柱炎，腰椎间盘病变可压迫刺激该神经。此外全身性疾病如痛风、糖尿病、肥胖、风湿热、梅毒、酒精中毒都可导致股外侧皮神经发生炎症而致本病的发生。本病以中年男性为多见，发病过程缓慢渐进。

【临床表现】大腿前外侧皮肤呈针刺样疼痛，同时伴有异常感觉，如蚁走感、烧灼感、寒凉感、麻木感等。疼痛开始时呈间断性，逐渐变为持续性。摩擦、用力、站立时间过长都可使感觉异常加重。无运动障碍。

【治则】疏通经络。

【主穴】居髎、风市、髀关、阿是穴。

【配穴】腰椎病所致加腰椎夹脊穴。

【灸法】隔姜灸，每穴 5~7 壮，每日 1 次，6 天为 1 个疗程。

【附注】饮食上注意摄入含维生素 B 丰富的食物，如糙米、谷皮等。

十二、风湿性关节炎

风湿性关节炎属于全身性结缔组织病，是一种与溶血性链球菌感染有关的变态反应性疾病，其特点是以侵犯四肢大关节为主，在关节局部出现红、肿、热、痛或功能障碍，发病者以儿童及青少年居多。以潮湿、寒冷、气候急剧变化的地区为常见。本病属于中医的"痹证""历节""痛风"。由于体虚，阳气不足，腠理空疏，加之居处湿地、冒雨涉水、气候剧变等原因，使风寒湿热杂至，阻于经络，致气血运行不畅，渐成痹证。

【临床表现】痹证因风、寒、湿三气偏胜不同，临床症状有差异。风邪盛者为行痹，疼痛游走不定，累及多处关节；寒邪盛者为痛痹，痛有定处，病势较剧，遇寒则甚，关节屈伸不利；湿邪盛者为着痹，酸痛重着，肌肤麻木不仁，肢体沉重；热痹症见关节疼痛红肿发热，活动不便。

【治则】祛风除湿，温经散寒，通经活络。

【主穴】阿是穴及患病关节局部穴位。膝关节炎取膝眼、鹤顶、曲池、足三里、血海、肝俞。

【配穴】行痹加风池，着痹加阴陵泉，热痹加大椎。

【灸法】隔姜灸，每穴 3 ~ 5 壮。或温针灸或回旋灸。每日施灸 1 次，10 次为 1 个疗程。

【按语】本病艾灸疗效好。适当参加体育锻炼，增加抵御外邪的能力，注意居处卫生，避免潮湿受寒，适应气候变化。注意患处保暖，可戴护腕、护肘、护膝，局部可用热水袋热敷；风湿热痹可用苍术 20g，黄柏 20g，土茯苓 30g，忍冬藤 30g，连翘 15g，煎汤熏洗。风寒湿痹忌食生冷，风湿热痹忌食辛辣厚味。劳后汗出，勿当风受凉，更不可乘身热汗出用冷水淋浴或入冷水中沐浴，以免寒邪侵袭筋骨。在水下作业或接触水湿者，应严格遵守防护制度。

十三、类风湿关节炎

类风湿关节炎是一种常见的以关节慢性炎症为主要表现的全身性疾病，发病的原因到目前为止仍不清楚。炎症多侵犯小关节，如手、足及腕关节等，常为对称性，呈慢性病程，可有暂时性缓解。由于多系统损害，血清中可查到自身抗体，故认为本病是自身免疫疾病。发病年龄多在 20～40 岁，女性多于男性。发病与细菌感染、内分泌异常、遗传因素有关。本病属于中医的"痹证"，由于体虚，阳气不足，腠理空疏，加之居处潮湿、冒雨涉水、气候剧变等原因，使风、寒、湿、热之邪得以乘虚侵袭人体，阻于经络，致气血运行不畅，即成痹证。

【临床表现】湿热阻络多见于早期，见关节或肌肉红肿热痛，触之发热，屈伸不利，晨起僵硬，可涉及一个或多个小关节，局部发热。寒湿阻络多见于中期，见肢体关节剧痛，肿胀变形，局部畏寒，皮色不红，触之不热，遇寒痛增，得热痛减。

【治则】通经活络，清热祛湿，散寒止痛。

【主穴】患病关节局部穴位、阿是穴（关节疼痛处）、曲池、足三里、八风、八邪。

【配穴】湿重加阴陵泉，发热加大椎。

【灸法】

（1）艾灸：寒湿用艾炷隔姜灸，每穴 5～7 壮；湿热用艾条温和灸。均每日 1 次，10 次为 1 个疗程。

（2）熏灸：取穴至阳、灵台及背部督脉上的反应点。用普通艾条点燃放入熏灸器，固定在穴位上。每日早晚各灸 1 次，每次 1 支艾卷，连灸 5 日，症状缓解后每日 1 次。据观察，本法对消除类风湿因子有效。

（3）火龙灸：督脉及膀胱经背部循行部位为主，隔日 1 次。连灸 5 次后，休息 1 周，开始下一个疗程。

【附注】在急性关节炎期，应适当卧床休息，但要注意多翻身和改变姿势，防止褥疮和关节僵硬，注意保暖。食用高脂肪类（肥肉、油）、海产品类（海鱼、海虾、海带）及过酸、过咸类食物可加重症状，苦瓜、苦菜、薏苡仁、豆腐、山药类食物有助于本病疼痛缓解。

第三章　妇产科、儿科病症

第一节　妇产科病症

一、月经后期

月经周期延后 7 天以上，甚至四五十日一行的，称为"月经后期"。如每次仅延后三五天，或偶然延后 1 次，下次仍如期来潮的，均不作月经后期论。此外，或在青春期月经初潮后数月内，或更年期月经终止前，经期时有延后，如无其他证候者，亦不视为月经后期。体虚、受寒、七情过度、嗜食肥甘厚腻或致本病。

【临床表现】主症为经期延后，量少。血虚、血寒见色淡红或色暗有血块，小腹冷痛，得热减轻，畏寒肢冷，或面色无华，头晕眼花，心悸少寐；气滞症见月经色红质稠，行而不畅，有小血块，精神郁闷，两胁乳房胀痛；痰阻证见经血夹杂黏液，色淡，质稠，或平时白带增多，质稠。

【治则】除痰开郁，温经补血调经。

【主穴】关元、三阴交、气海。

【配穴】血虚血寒加阴陵泉、命门、血海、足三里，气滞加京门、足窍阴、蠡沟，痰阻加丰隆。

【灸法】温和灸，每次选3~5穴，每穴灸10分钟，每日灸1次，10次为1个疗程。

【按语】注意气候环境变化，适当增减衣被，不使过热过凉，以免招致外邪，损伤血气，引起月经病。注意饮食定时定量，不宜暴饮暴食或过食肥甘滋腻、生冷寒凉之品，以免损伤脾胃造成月经不调。要保持心情舒畅，避免忧思郁怒，或七情过极，五志化火，扰及冲任而为月经疾病。要积极从事劳动，但不宜过度劳累，过则易伤脾气，可致统摄失职或生化不足而引起月经疾病。要重视节制生育和节欲防病，避免生育（人流术）过多、过频及经期、产后交合，否则损伤冲任、精血、肾气，导致月经疾病。

二、闭经

凡年逾18周岁，月经尚未初潮的，称为原发性闭经。月经周期已经建立后，再发生连续3个月以上停经者，叫作继发性闭经。

中医称其为"月事不来""月水不通"，认为肝肾不足，气血虚弱，无余可下，或痰湿血瘀阻滞，冲任不通，而致闭经。

【临床表现】年逾18岁尚未行经，或由月经后期量少逐渐发展至闭经。虚证伴见腰酸腿软，头晕耳鸣，乏力。气滞血瘀见精神抑郁，少腹胀痛。痰湿阻滞见形体肥胖，胸闷呕恶，带多黏稠。

【治则】补肾养血，祛痰通经。

【主穴】三阴交、关元、足三里、血海。

【配穴】虚证配肾俞、肝俞，气滞配太冲、地机、合谷，痰湿配脾俞、丰隆、中极。

【灸法】温针灸，每次选 3～5 穴，每日 1 次，10 日为 1 个疗程。或温和灸。

【按语】灸法对功能性失调的闭经疗效较好，配合中药奏效更捷。如为哺乳期、妊娠期、绝经期出现的停经，及"居经""暗经"等为生理性闭经，无需治疗。闭经后应注意加强营养，增强体质，保持心情愉快，注意适当休息。在一段时间内，如月经量逐渐减少应及早检查，抓紧治疗。年满 16 岁仍未来月经，应留意发育情况，必要时到医院做检查。闭经期间仍需避孕，不可滥用激素类药物。

三、痛经

痛经是妇科的常见病，以行经或月经来潮时小腹疼痛，甚至连及腰腿为主要症状，有时伴有头晕、头痛或恶心、呕吐，严重者可见面色苍白、冷汗淋漓，甚则痛剧昏倒的危急现象。原发性痛经在月经初潮就有痛经症状，并随着月经周期变化而发作，常见于未婚或未生育的青年妇女，多由于子宫过小、子宫极度前倾或后屈、子宫颈管狭窄等原因导致排经困难而发生疼痛；继发性痛经多由于某种疾病引起，中年妇女多见，在患有盆腔炎、子宫内膜异位症、肿瘤等疾病时常可出现痛经。中医认为多由气血运行不畅所致。

【临床表现】每于经前 1～2 天或月经期小腹胀痛，经量少。气滞血瘀伴见经行不畅，经色紫暗有块，经净疼痛消失；寒湿凝滞伴见小腹绞痛并有冷感，得温痛减，痛连腰背，行而不畅；虚证见隐痛，喜揉按，色淡、质薄，神疲乏力，或腰部酸胀。

【治则】调经止痛。

【主穴】三阴交、关元、中极、合谷。

【配穴】气滞血瘀加膻中、太冲，寒湿凝滞加地机，虚证加足三里、肾俞、太溪。

【灸法】着肤灸，每穴 5 ~ 7 壮，每日 1 次，或用艾条悬灸。经前 3 天开始治疗。

【按语】痛经患者应注意精神调养，切勿在痛前有畏惧感，饮食起居须有常，经期忌食生冷或刺激性饮食，忌涉水、游泳，寒凉、滋腻药物慎用。劝导患者配合医嘱，坚持周期性治疗。痛经病因复杂，容易反复，器质性病变引起的痛经不易治愈。

四、经期头痛

经期头痛是指每逢经期或经行前后一两天出现头痛症状。头痛剧烈者伴有恶心呕吐、头胀目眩等症，现代医学称之为经前期紧张症。本病多见于中年及更年期妇女。气血虚弱、肝郁化火、气滞血瘀导致经络气血运行受阻，不通则痛。

【临床表现】血虚症见经期或经后头晕头痛，神疲乏力。兼风寒者恶寒，流清涕；兼风热者发热，流浊涕。肝火症见经前或经行头痛，甚或巅顶掣痛，头晕目眩，目胀，烦躁易怒。血瘀症见经前或经行时头痛如刺如灼，痛有定处，病程日久时经行腹痛有块，色紫暗。

【治则】活血行气止痛。

【主穴】百会、风池、太阳、合谷、血海、三阴交。

【配穴】风寒加外关，风热加大椎，肝火者加太冲，瘀血重者可加膈俞，小腹冷痛者加灸关元穴。

【灸法】艾条温和灸，每日 1 次，经前 3 ~ 5 日开始治疗，至行经结束。连续 3 个月为期。

【按语】经期头痛应以预防为主。本病发生与情志因素有关，必须注意调情志，尤其在经期，必须保持心情舒畅、愉快，以使气顺血和。防治经行头痛饮食疗法：天麻 10g，川芎 6g，鸡蛋 1 个。煮熟鸡蛋后去壳，放在药中再煮 5 分钟后，吃鸡蛋及药汁，每日 1 次，经前连服 7 日。

五、功能性子宫出血

功能性子宫出血表现为经血非时暴下不止或淋漓不尽。中医称前者为"崩中"，后者为"漏下"，统称"崩漏"。

现代医学认为本病是由于内分泌功能失调所引起。环境改变、精神影响、过度疲劳等因素可诱发本病。中医认为是冲任损伤，不能制约经血所致。

【临床表现】月经不按周期而妄行，阴道出血量多，势急或淋漓不断。实热者见经血色深红或鲜红，质稠，口渴烦热。脾肾虚弱者见经血色淡质清，畏寒肢冷，腰腿酸软，或鲜红，质稍稠，头晕耳鸣；或见经血色淡而质薄，气短神疲，饮食不佳。

【治则】补气固冲，调经止血。

【主穴】神阙、隐白。

【配穴】或加关元、气海、大敦、三阴交，实热加血海，脾虚加足三里，肾虚加肾俞、太溪，头晕耳鸣加百会。

【灸法】神阙、隐白温和灸 20 分钟，一般 10 分钟后血量可减少。其他腧穴着肤灸，每次选 3~5 穴，每穴 5 壮，每日 1 次，3 日为 1 个疗程。或温针灸。

【按语】灸法治疗崩漏，近期疗效及远期疗效均满意。各种灸法均可，一般 1~3 次即可取得较好疗效。隐白、大敦、三阴交对治疗有特效。崩漏患者宜避炎暑高温，或过食辛辣香燥之物，忌吃生冷饮食，出血期间不宜涉水冒雨。避免过度疲劳和剧烈运动，必要时应卧床休息或住院治疗。严禁房事，加强营养。

六、带下病

带下病是妇科四大疾病之一。女子随着发育成熟，阴道内可有少量白色透明无臭味的分泌液排出，在经前或排卵期、妊娠期均可适量增多，此为正常生理性带下。带下病是指妇女阴道内所排出分泌液的量明显增多，或色、质、气味上发生异常，可伴有局部不适感或全身症状者，称为"带下病"。现代医学认为，本病是女性生殖系统多种疾病中的一个症状。常见的阴道炎、宫颈炎、盆腔炎以及生殖系统肿瘤等，都可有不同程度的带下增多。中医认为脾失健运是产生带下病的内在原因。

【临床表现】阴道排出的分泌液明显增多。脾虚伴见带下色白，质黏稠，无臭气，纳少或便溏；肾虚伴见带下色白，或清冷如水，甚则滑脱不禁，腰脊酸楚，形寒畏冷，或见带下量不多，但色呈淡红，质或黏稠，或感阴道干涩灼热；湿热伴见带下色黄或赤，质稠，有臭味，小便黄热，或有低热。

【治则】健脾利湿，补肾止带。

【主穴】白环俞、气海、三阴交、带脉。

【配穴】脾虚加中脘、足三里，肾虚加太溪，湿热加阴陵泉。

【灸法】每次取3～4穴。虚证用艾条温和灸，每次每穴10分钟；实证温针灸。每日1次，5次为1个疗程。

【按语】灸法治疗白带过多有较好效果，一般2～3次即可见效。如发现黄赤带或水样恶臭时，应及时到妇科或肿瘤科检查，并作病因治疗。经常保持阴部清洁，提倡淋浴，注意性生活卫生，注意饮食卫生，勿过食辛辣厚味，以免滋生湿热。

七、妊娠呕吐

妇女受孕后约 40 天左右，出现头晕伏食，恶心呕吐，恶闻食气，或食入即吐、体倦懈怠、嗜食酸咸等症者，称为妊娠呕吐或妊娠恶阻，属于妊娠反应之一。轻者仅为恶心欲吐，为一般生理反应，只需从饮食起居加以调护即可。此病若出现停食过久，久吐不止，若不及时治疗，就可能使胎儿停止生长，重则可危及胎儿生命。

现代医学认为妊娠呕吐发病原因甚多，主要和精神因素及神经、内分泌因素有关。中医认为其主要机制是胃失和降，冲脉之气上逆所致。

【临床表现】孕二三月，恶心不食。呕吐清涎，伴脘腹胀满，厌闻食气，全身无力，怠惰思睡，为胃虚。妊娠初期，呕吐苦水或酸水，伴脘闷胁痛，嗳气叹息，头晕而胀，心烦易怒，为肝胃不和。

【治则】健脾抑肝，和胃降逆。

【主穴】中脘、足三里、内关。

【配穴】胃虚加公孙，肝胃不和加肝俞、期门、章门，呕吐清涎加丰隆。

【灸法】艾炷隔姜灸，每穴 3～5 壮，每日 1 次。或艾条温和灸，每穴灸 5～10 分钟，每日 1 次，3 日为 1 个疗程。

【按语】灸法治疗妊娠呕吐效果较好，且无不良反应。据文献记载，大量病例观察，施灸后对胎儿无任何不良影响。呕吐日久，有脱水现象者应配合输液。

八、习惯性流产

流产系指妊娠不到 28 周，胎儿体重不足 1000g 而中止者。当自然流产连续发生 3 次以上时则称为习惯性流产，中医称之"滑胎"。

现代医学认为，习惯性流产多与染色体异常、生殖器官发育不良、免疫失调、内分泌功能紊乱、子宫内膜的各种感染等有关。有些与母子血型不合、羊水中前列腺素增多、胎盘异常、母亲的严重精神刺激有关。中医认为本病多由气血虚弱、肾气不足、冲任不固、不能摄血养胎所致。

【临床表现】素有小产或滑胎史，妊娠三四月，胎动下坠，腰酸腹坠，阴道少量流血。气血虚弱伴神疲，面色苍白，心悸气短，活动后加重；肾阴亏虚多因屡次坠胎，伴头晕耳鸣，小便频数。

【治则】固摄冲任安胎。

【主穴】气海、关元、中极、曲骨、肾俞。

【配穴】气血虚弱配足三里、膈俞，肾虚配命门、腰阳关、关元俞，阴道下血配隐白，头晕耳鸣配百会。

【灸法】艾条温和灸，每穴灸 15 分钟，每日 1 次，10 次为 1 个疗程，疗程之间间隔 3 天。

【按语】艾条温和灸对治疗妊娠 3 个月以内的早期习惯性流产效果好，但对妊娠 5 个月以上的习惯性流产效果差。灸治应从妊娠试验阳性时开始，早期施灸效果尤佳。医生可指导患者自行用艾条温和灸气海、关元、中极、曲骨等穴，每次施灸 20 分钟，每日 1 次，坚持灸治 3～5 个月。若能配合保胎中药助治，则获良效。

九、胎位不正

胎位不正是指胎儿娩出前在子宫内的位置而言。正常胎位中，绝大多数为枕前位，枕后位、臀位、横位等即为胎位不正，胎位不正在怀孕 8 个月前颇为常见。产妇羊水过多，经产妇腹部肌肉松弛、子宫肌瘤、双角子宫、前置胎盘、多胞胎等胎位不正的概率较高，另外，胎儿先天异常，如先天性髋关节脱位、染色体异常、脑水肿等，臀位的概率也较高。直到 32 周以后，胎位不正的比例才降到 10%。胎位不正不及时复位，临产时则易造成难产。

中医认为本病多因气血虚弱，气血瘀滞，或临产惊恐所致。

【临床表现】凡妊娠 30 周以后经产前检查发现胎儿枕后位、臀位、横位等均属胎位不正。

【治则】纠正胎位。

【主穴】至阴。

【灸法】治疗的时机选择胎儿活动较频繁的高峰时间疗效最佳，孕妇可根据胎儿活动高峰时间自定。如早晨 6～8 时，中午 12～14 时，晚上 20～22 时等。嘱孕妇平卧，身体放松，双手自然平放在床上，松开腰带，屈膝，呼吸平稳自然，精神愉快勿紧张，周围环境宜安静。一般采用温和灸，同时灸治双侧至阴穴，由助手帮助治疗。若胎儿活动不明显或活动较少，可改用雀啄灸至穴位附近皮肤发红，但不至起疱，时间以 10～20 分钟为宜，每日或隔 1 日治疗 1 次。

【按语】艾条温和灸矫正胎位不正效果很好，一般施灸 1～5 次可得到矫正。

十、产后腹痛

产后以小腹疼痛为主症者，称为"产后腹痛"。轻则有时伴有头昏、心悸、恶露量少，严重则可出现面色青白，四肢不温，痛而欲呕，小腹剧痛拒按等危急现象。本病一般因血虚、寒凝、血瘀、食滞引起。

【临床表现】以小腹疼痛为主症。血虚者，症见隐痛，喜按，恶露量少、色淡，头晕耳鸣；血瘀寒凝者，症见冷痛，痛处拒按或得热稍减，恶露量少，涩滞不畅，色紫暗有块，或四肢不温，痛剧而欲呕；食滞者，症见脘腹胀满而痛，嗳腐吞酸，不欲饮食。

【治则】补血活血，散寒止痛。

【主穴】关元、气海、子宫、三阴交、足三里

【配穴】血虚、血瘀配膈俞、血海，寒凝配命门、肾俞，食滞配中脘、璇玑。

【灸法】着肤灸或艾炷隔姜灸。每日 1 次，5 次为 1 个疗程。

【按语】产后腹痛，一般无恶候，治后多能痊愈。但若失治，则可致瘀血不散，影响气血运行，或变生他症。

十一、不孕症

育龄期妇女，夫妻同居 2 年以上，男方生殖功能正常，无避孕而不怀孕；或曾有过妊娠，又间隔 2 年以上，未避孕而不再受孕者，均称为不孕症。本病主要是由于肾气不足，或冲任气血失调所致。

【临床表现】结婚 2 年以上，或曾孕育后 2 年以上，夫妇同居，配偶检查生殖功能正常，未避孕而不受孕者。初潮月经推迟，或月经一贯后期，量少、色淡，腰酸畏寒，妇科检查子宫偏小，卵巢功能异常者，为肾虚不孕；胸闷烦躁，郁郁不乐，月经先后无定者，为肝郁不孕；形体肥胖，经行后期，量少者，为痰湿不孕；小腹作痛，经行不畅，妇科检查有慢性炎症者，为血瘀不孕。

【治则】培补肾气，化痰祛瘀。

【主穴】关元、气海、三阴交、足三里。

【配穴】肾虚者加肾俞、太溪，肝郁者加太冲、内关，痰湿者加丰隆、阴陵泉，血瘀加血海。

【灸法】着肤灸或隔姜灸，每日 2 次，每穴 3～5 壮，10 日为 1 个

疗程。可用艾条悬灸。痰湿血瘀者用温针灸。

【按语】灸法治疗不孕症效果较好，治前应查清引起不孕症的原因，根据不同病因给予治疗。如能结合中药辅助治疗，则对缩短疗程、提高疗效大有裨益。一般来说，灸法对于功能性不孕疗效较好，对于器质性病变所致的不孕疗效较差，如治疗的过程越长，受孕的可能性也就越低。

十二、性冷淡

性冷淡是指已婚妇女对性生活的兴趣表现为性欲减退和性高潮缺乏，即对性生活没有正常需求甚至厌恶性事，在性生活中没有性高潮出现。从病因上看有心理性因素的影响，如长期的性禁锢和传统道德观念的束缚，女性处于性被动状态，这是导致长期心理性冷淡的原因，又如缺乏和谐性生活、丈夫有外遇、精神创伤、手淫习惯、心理疲劳等。药物性因素方面，如服用西咪替丁、利舍平、吗啡、螺内酯（安体舒通）等药物均可导致性冷淡。病理性因素方面，如糖尿病、放置节育环、性交痛、耻骨联合分裂症等。生理性因素方面，雌激素对妇女的性欲有促进作用，如产后或更年期雌激素减少，会造成妇女性冷淡，此外妇女在哺乳期，由于催乳素升高，也会影响性欲的水平，故而性欲低下。中医认为，先天肾气不足，天癸匮乏，冲任二脉不盛；肝气郁结，情欲不能疏泄；又因男女交合，阳痿、早泄不合女意或女意不遂，久而久之，女方性欲亦难唤起。此外，因其他疾病身体虚弱亦可导致。

【临床表现】以性欲淡漠、性感不足、厌恶性事为主症。虚证者，伴阴冷肢凉，小腹虚冷，时或经闭，面色无华，失眠健忘，腰膝酸软；肝气郁结者，伴有郁闷不乐，胸胁胀满，月经不调；痰湿者，见形体肥胖，食欲缺乏，四肢沉重，白带黏稠。

【治则】填补冲任，协调阴阳。

【主穴】大巨、膻中、乳根、气海、次髎、命门。

【配穴】虚证配肾俞、太溪、脾俞、足三里，肝郁配太冲，痰湿配丰隆。

【灸法】虚证用艾炷隔附子饼灸，肝郁痰湿用着肤灸。每穴 3～5 壮，每日 1 次，10 次为 1 个疗程。

【按语】摒弃男女有别的传统性观念。性满足并非男人的专利，现代女性应大胆地追求性爱乐趣。只有这样，夫妻间的性生活才会协调，双方获得性高潮。

十三、子宫脱垂

子宫脱垂是指妇女子宫从正常位置沿阴道下降至坐骨棘水平以下，甚则子宫全部脱出于阴道口外者，常伴有阴道前后壁膨出。中医称之为"阴挺""阴脱""产肠不收"等。现代医学认为分娩造成宫颈、宫颈主韧带与子宫骶韧带的损伤及分娩后支持组织未能恢复正常是造成子宫脱垂的主要原因，如生育过多，不合理的接生，产后过早参加劳动等，使支持子宫的韧带逐渐松弛。中医认为本病多由中气不足或肾气亏损、冲任不固、带脉失约所致。

【临床表现】气虚型证见子宫下移或脱出阴道口外，劳则加剧，小腹下坠，四肢无力，少气懒言，面色无华，小便频数，带下量多，质稀色白；肾虚型证见子宫下垂，腰酸腿软，小腹下坠，小便频数，夜间尤甚，头晕耳鸣。

【治则】益气升提，补肾固脱。

【主穴】子宫、气海、足三里、关元、三阴交。

【配穴】气虚加百会、中脘、带脉，肾虚加肾俞、神阙、长强。

【灸法】隔姜灸（百会、神阙、长强艾条温和灸），每穴灸 3～7 壮，每日 1 次，10 次为 1 个疗程。

【按语】灸法治子宫脱垂有一定效果，可结合服用中成药补中益气丸以提高疗效。积极治疗慢性疾病，如咳嗽、便秘等，防止腹压增加导致子宫脱垂。加强营养，适当锻炼，以增强体质，保持盆底肌肉的功能。必要时手术治疗。

十四、子宫肌瘤

子宫肌瘤是女性生殖器官中最常见的良性肿瘤，也是人体中常见的肿瘤之一。子宫肌瘤主要由子宫平滑肌细胞增生而形成。子宫肌瘤的病因尚不明了，是一种依赖于雌激素生长的肿瘤。临床常见于育龄妇女，30～50 岁多见，尤其是在高雌激素环境中，如妊娠、外源性高雌激素等情况下生长明显，而绝经后肌瘤逐渐缩小。根据其症状表现，属中医的"月经病""癥块"范畴。中医认为本病是由于多种原因致胞宫内外瘀血，复因六淫、七情等诱因，引起肝、脾、肾三脏功能失调所致。血瘀是本病的主要病理环节。

【临床表现】临床症状主要表现为月经周期缩短，经期延长，经量增多等，小腹部触诊发现包块。气滞者，伴见小腹胀满，痛无定处，情志抑郁；血瘀者，伴见疼痛拒按，伴有面色晦暗，月经量多或经期延后；痰湿者，伴见小腹包块时有作痛，按之柔软，带下较多，胸脘满闷；气血虚者，伴见下腹隐痛，面色无华，头晕眼花。

【治则】活血通络止痛。

【主穴】阿是穴（瘤体对应体表的左、右两处）、气海、关元、子宫。

【配穴】气滞加太冲，血瘀加血海、三阴交，痰湿加丰隆，气血虚加足三里。

【灸法】着肤灸，每穴 5 壮，每日 1 次，10 次为 1 个疗程。

【按语】灸法对缩小子宫肌瘤及缓解疼痛症状都有较好疗效。患者要保持心情舒畅，方有利于疾病的恢复。

十五、子宫位置异常

正常子宫呈轻度前倾、前屈位，周围韧带的功能活动自如。当子宫位置异常后，因后屈或后倾可造成子宫及周围炎症产生或粘连，引起牵引性腰痛；子宫后倾、后屈还可压迫直肠前侧，改变肠腔内径，引起便秘；子宫后倾与阴道方向趋向一致时，可发生子宫脱垂，下腹坠胀；子宫颈上抬可导致不孕；子宫后倾可导致盆腔静脉曲张，致经血反流，诱发子宫内膜异位症等。子宫位置异常，多发生在频繁人流、多产、产后子宫复位不良或其他子宫手术之后；或伴有盆腔炎粘连，子宫肥大症，子宫卵巢肿瘤压迫，先天性网韧带发育差等。中医认为本病的发生与中气不足、肾气亏损、冲任不固、带脉失约有关，或因气滞血瘀、气血运行不畅所致。

【临床表现】以小腹下坠、性生活不适、痛经、腰骶痛、不孕为主症。气虚者，伴见便秘，劳则加剧，四肢无力，少气懒言；肾虚者，见腰痛，腿软乏力，或有便秘，小腹下坠，小便频数，夜间尤甚，头晕耳鸣；气滞血瘀者，经行不畅，疼痛随情绪变化而加重或减轻，或痛处固定，入夜为甚。

【治则】益气行血，补肾固冲。

【主穴】三阴交、关元、足三里、子宫。

【配穴】气虚加百会、气海、带脉，肾虚加肾俞、神阙、长强，便秘者加天枢、上巨虚，气滞血瘀加太冲、血海。

【灸法】艾炷隔姜灸，每穴灸 3～7 壮，每日 1 次，10 次为 1 个疗程。

【按语】灸法治子宫位置异常，对功能性病变者效果良好，器质性病变者疗效较差，可结合服用中药补中益气丸以提高疗效。防便秘，忌食辛辣燥热之品，多吃蔬菜，坚持每日定时排便。早晚进行膝胸卧位练习 30 分钟。加强营养，适当锻炼，以增强体质，保持盆底肌肉的功能。

十六、慢性盆腔炎

女性内生殖器及其周围的结缔组织、盆腔腹膜发生炎症时，称为盆腔炎。急性盆腔炎多为需氧菌与厌氧菌的混合感染，主要是产后、宫腔内手术操作后感染，或经期卫生不良引起。慢性盆腔炎常为急性盆腔炎未彻底治疗，病程迁延所致。当机体抵抗力较差时，可急性发作。中医认为是余邪未尽，瘀积胞中，以致脏腑功能失常，气血失调，冲任受损从而引起经、带诸症。

【临床表现】患者下腹部坠胀、疼痛及腰骶部酸痛，常在劳累、性交、月经前后加剧，带下量多，色黄白。湿热郁结者伴有感染病史、低热不退、带下黏腻臭秽；寒湿凝滞者见小腹有冷感或坠胀不适，得热则舒，带下量多清稀，形寒怕冷；瘀血内阻者见小腹疼痛，痛处固定不移，腰骶酸痛，经行腹痛，舌紫暗，脉沉涩；邪毒伤阴者伴低热起伏，午后潮热，入夜盗汗；湿邪久羁、气血亏乏者伴带下绵绵，质稀，头晕目眩，四肢无力。

【治则】清热利湿，活血化瘀。

【主穴】关元、子宫、三阴交、足三里、归来、肾俞、关元俞。

【配穴】湿热加阴陵泉，寒湿、瘀血加地机，邪毒伤阴加太溪。

【灸法】着肤灸，每次选项 3 ~ 5 穴，每日 1 次，10 日为 1 个疗程，每疗程间休息 2 日。

【按语】灸法治疗慢性盆腔炎有一定效果。患者不要过于劳累，做到劳逸结合，节制房事，杜绝各种感染途径，保持会阴部清洁、干燥，切不可用手掏洗阴道内。勤换内裤，不穿紧身、化纤质地的内裤。月经期、人流术后禁止性生活，禁止游泳、盆浴、洗桑拿浴，要勤换卫生巾。注意饮食调护，加强营养。

十七、乳腺增生病

乳腺增生病是一种以乳腺泡导管的上皮细胞和结缔组织增生为基本病理变化，既非炎症又非肿瘤的一类病的总称。根据增生的部位不同，分为乳腺小叶增生和乳腺导管增生。本病好发于 30 ~ 50 岁的妇女。

现代医学认为乳腺增生性疾病主要是由于内分泌激素失调，雌激素长期处于相对或绝对过剩状态所致。中医称为"乳癖"，一般由患怒伤肝或思虑伤脾引起气滞痰凝、滞于乳络而致。

【临床表现】在乳房部位可触及 1 个或数个大小不等的肿块，小者如砂粒，大者可超过 3 ~ 4cm。多位于外上象限，表面光滑活动，触压有轻微疼痛，与皮肤不粘连，表面无红肿热痛。可做近红外线乳腺诊断及乳房 B 超检查以明确诊断。肝郁气滞者，伴见乳内肿块随月经前后或情志波动而增大或缩小，多有经前乳胀，或月经不调或痛经，精神郁闷，喜叹息，胸胁胀痛；痰气凝结者，伴见乳内肿块形如鸡卵，坚实光滑，无明显胀痛。头晕，胸闷，痰多，胃纳欠佳。

【治则】疏肝健脾，活血化痰散结。

【主穴】阿是穴（增生肿块上取穴）、乳根、阳陵泉、膺窗、膻中。

【配穴】肝郁气滞加太冲、膈俞，痰气凝结加丰隆、足三里。

【灸法】着肤灸，每日1次，10次为1个疗程，连续治疗2个疗程后休息5~7日。也可用艾条悬灸。

【按语】灸法治疗乳腺增生有一定效果。治疗期间应注意改变生活中的一些环境行为因素，从根本上防止乳腺增生病的进一步发展。如调整生活节奏，减轻各种压力，改善心理状态，充足睡眠，忌食辛辣、刺激之品，不吸烟、不喝酒；注意建立低脂饮食、多活动等良好的生活习惯；注意防止乳房部的外伤等。

十八、产后少乳

产妇产后乳汁甚少或完全无乳，称为"产后缺乳"或"乳汁不足"，或"乳汁不行"。乳汁不分泌或分泌量少，由于营养不良或精神恐惧或抑郁；婴儿哺乳不当，如哺乳次数太少或乳汁不能排空等；或由于乳腺发育不良、胎盘功能不全等多种因素引起。

中医认为，乳汁为脾胃气血化生，其正常分泌还需依赖于肝气的疏泄功能。产后缺乳的发生主要是由于气血两虚，乳汁化源不足，运化不及；或因七情所伤，肝失条达，气机不畅，乳络涩滞；或因脾虚气弱，过食膏粱厚味，中州失运，聚湿成痰，瘀阻乳络而致。

【临床表现】诊断产后缺乳应该注意以下要点：①产后泌乳甚少或乳汁全无。②哺乳期乳汁缺少。③应与乳房脓肿、蜂窝织炎引起的乳汁不下相鉴别。气血虚弱者，伴见乳汁清稀，乳房柔软，无胀感，面色少华，食少倦怠；肝郁气滞者，伴见胸胁胀闷，情志抑郁不乐，食少呃逆；痰气瘀阻者，见乳汁稀少，或点滴皆无，乳房丰满柔软，形体肥胖，胸闷泛恶，大便溏泄。

【治则】补血疏肝，通络下乳。

【主穴】乳根、膻中、足三里、少泽。

【配穴】气血虚弱加脾俞，肝郁气滞加期门、阳陵泉、太冲，痰气瘀阻加丰隆、中脘，神疲食少加中脘、气海。

【灸法】艾炷隔姜灸，每穴 3~5 壮，每日 1 次，3 天为 1 个疗程。

【按语】针法、灸法和针灸并用法对乳汁缺少均有较好疗效，针灸并用疗效尤佳。如有哺乳方法不当，应先以纠正。产妇应心情舒畅，提倡早期喂乳、定时喂乳，促进乳汁的分泌。多食用富含蛋白质的食物和新鲜蔬菜。多饮汤水，如猪蹄、鲫鱼汤。

十九、围绝经期综合征

围绝经期又称更年期，是指妇女在"七七"之时（49 岁）月经终止前后的生理变化时期。围绝经期综合征系指女性在围绝经期因性激素减少所致的内分泌、躯体和心理变化引起的一系列症状。

临床症状可表现为以下三方面：①月经周期的改变，如月经紊乱，或量多、血崩，或推迟、稀发、闭经。②雌激素缺乏导致血管舒缩症状，如烘热汗出，眩晕，心悸等。③精神神经症状，如情绪易于激动、抑郁、忧愁、失眠，甚或情志异常。大部分妇女绝经期间无明显症状，无须治疗，少数妇女症状明显，甚至严重影响工作和生活。其症状持续时间有短有长，短则数月半载，长可达数年之久。病属中医"绝经前后诸症"，其病机是肾气衰弱，冲任虚损，阴阳失调。

【临床表现】肝肾阴虚症见经期推迟、量少，平时带下少，阴道干涩，失眠多梦，皮肤瘙痒或如虫行，烘热汗出，情绪易于激动；脾肾阳虚症见月经过多、崩漏或闭经，面目肢体水肿，形寒肢冷；心肾不交症见失眠、心悸、心烦、腰酸头晕等。

【治则】调理冲任，平衡阴阳。

【主穴】肾俞、三阴交、中极、足三里、悬钟、子宫。

【配穴】肝肾阴虚配太溪、志室、太冲、肝俞，脾肾阳虚配关元、命门、章门、脾俞，血瘀加血海，心肾不交加太溪、劳宫、心俞。

【灸法】艾条温和灸，每次选 3~5 穴，每日 1 次，10 次为 1 个疗程。

【按语】围绝经期妇女当调情志、节嗜欲、适劳逸。若能心情舒畅，适当活动，使阴阳平衡，则身心健康，可适应这一生理变化时期，而无特殊症状。本病治疗得当，调理适宜，多可痊愈。

第二节 儿科病症

一、小儿肺炎

肺炎是不同病原体所致的肺部炎症，是小儿常见病之一。主要病原体为病毒，其次为细菌、支原体、衣原体、真菌等。由于小儿呼吸道解剖生理特点所决定，绝大多数小儿患的是支气管肺炎，秋末及冬季发病率达到高峰。

中医认为本病是由于外感六淫之邪，肺失宣畅，肃降失常，而致咳逆、气急、鼻扇、痰鸣等证。属中医"咳喘"范畴。

【临床表现】小儿支气管肺炎以咳嗽、气促、喉中痰鸣为主症。初期，风寒者伴见无汗，流涕；风热者伴见发热自汗，鼻流浊涕，口渴；表湿热者伴见发热自汗，痰多，恶心呕吐。中期，阳明腑实者见壮热、烦渴、大便秘结。后期，气虚者伴见咳喘轻微，神疲，纳呆，常出虚汗；阴虚者伴见潮热盗汗，咽干。

【治则】宣肺解表，止咳平喘。

【主穴】大椎、肺俞、定喘、膻中、合谷、曲池。

【配穴】早期，风寒加列缺、外关，风热加尺泽、孔最，湿热加丰隆、阴陵泉；中期，阳明腑实加上巨虚、陷谷、腹结，高热惊厥加人中、十宣；后期，气虚加足三里、百合，胃阴虚加章门、三阴经。

【灸法】雀啄灸，每次选 3～5 穴，每穴灸 5～10 分钟。或着肤灸，每穴 3～4 壮，每日 1 次，3 日为 1 个疗程。

【按语】艾灸治疗对缓解咳喘症状有较好的效果，需搭配药物治疗。急性期应卧床，恢复期可抱起活动，注意室温以 18～20℃ 为宜，并保持适当湿度（约60%），经常翻身，变换体位，以减少肺部瘀血，促进炎症吸收。给予营养丰富、易消化食物，要少食多餐。一般患儿只要及时治疗，预后良好。

二、小儿哮喘

哮喘是一种常见的肺部疾病，以发作性的哮鸣气促、呼气延长为特征，以春秋二季的发病率较高，常反复发作。现代医学认为，哮喘是呼吸道变态反应性疾病，由各种不同的抗原所引起，常在幼儿期起病，患儿中男多于女。本病多因毛细支气管痉挛、黏膜水肿和黏液分泌增多，致使毛细支气管腔狭窄，造成呼吸困难，是发病的基础。气候变化及情绪激动常能诱发症状。

中医学认为哮喘的发病是肺、脾、肾三脏不足，痰饮留伏是内因，气候转变、接触异物是发病的重要条件。

【临床表现】在发作期，热性哮喘症见咳喘哮鸣，痰稠色黄，发热面红，胸闷膈满，渴喜冷饮，声高息涌，呼吸延长；寒性哮喘症见咳嗽气促，喉间哮鸣声，咳痰清稀色白，呈丝沫状，形寒无汗，面色晦滞，四肢不温。缓解期可有肺气虚弱、脾气虚弱、肾虚不纳等表现。

【治则】化痰平喘。

【主穴】发作期取定喘、膻中、天突、大杼、丰隆。缓解期取肺俞、脾俞、肾俞、膏肓、气海、足三里。

【配穴】热哮加大椎、合谷、涌泉，寒哮加肺俞、风门、列缺。

【灸法】寒哮用艾炷隔姜灸，每次选3~5穴，每穴3~5壮；热哮用雀啄灸，每穴灸5~10分钟。每日1次，6日为1个疗程。

【按语】灸法治疗哮喘发作辅助治疗有较好疗效。注意观察患儿的发作时间与诱因，查明过敏原，避免再次吸入、接触或食入。进行适当的体育锻炼和户外活动，以增强体质。避免受凉，防止感冒。在气候转冷之时，及时增减衣服，尤须注意颈部如天突、百劳、肺俞等腧穴处的保暖。避免吸入烟尘和刺激性气体。

三、小儿流涎症

小儿流涎症又名流涎不收，临床上比较少见。中医称"滞颐"，俗称"流口水"，是指儿童口涎不自觉地从口内流出来，以3岁以下的幼儿为最多见。

现代医学认为，小儿流涎是唾液增多的症状。下述几种情况可致：①牙齿萌出，使唾液增多，属生理现象。②小儿口内、咽喉炎症。患儿常同时有发热、咳嗽等上呼吸道症状，疱疹性咽炎多见。③神经系统疾病。唾液腺受交感、舌咽神经所支配，主管上述神经的中枢在丘脑，如果流涎相关的中枢、神经传导通路及神经受损，可造成流涎。④某些药物也可引起。中医认为涎乃脾所主，脾胃虚寒不能收摄其津液，收摄无权则流涎不止。

【临床表现】凡小孩在 1 岁以上，口水不自主地从口角一侧或两侧同时流下。轻者只在睡眠中出现，清醒即止；重者昼夜不停。

【治则】清利湿热，健脾和胃。

【主穴】地仓、颊车、合谷、足三里、涌泉、承浆、三阴交。

【配穴】胃热加内庭，脾胃虚寒加脾俞、中脘，口内炎症加少商，脑炎后遗症及痴呆的流涎加风府、廉泉。

【灸法】艾条温和灸，每穴灸 5～10 分钟。每日 1 次。6 日为 1 个疗程。

【论文节选】题目：小儿脑性瘫痪流涎症的综合康复治疗 65 例报告。康复方法：①口运劲疗法与行为疗法。②经络导平治疗仪，选颊车、地仓、合谷、内关等穴治疗。③天南星敷双侧涌泉穴（用天南星 30g 研末醋调糊状，睡前敷双侧涌泉穴，控制 10 天为 1 个疗程，次日晨起去掉）。研究对象：小儿脑瘫伴有流涎症患儿 95 例，治疗资料完整病例 65 例。65 例患儿平均年龄 6 岁，其中男性 28 例，女性 37 例。疗效判定：经过 1～3 个疗程治疗，流涎完全消失，3 个月后随访无复发者为治愈；流涎减少为有效；无变化或增多为无效。结果：其中治愈 14 例（21%），有效 37 例（57.2%），无效 14 例（21%），总有效率为 78.5%。

【按语】采用药物敷灸辅助治疗有较好疗效。天南星敷灸方法：天南星 100g，碾碎后用一干净容器盛装，将白醋 25～50mL 慢慢倒入天南星容器内，充分和匀，再将配制好的天南星装入一干净广口瓶内，瓶口拧紧待用，每日晨起取用蚕豆大小两团，分别敷于两涌泉穴，然后用 3cm×3cm 胶布固定，穿好鞋袜，晚上睡觉前撕开胶布，去掉药物，每日 1 次，10 次为 1 个疗程。

四、婴幼儿腹泻

腹泻是以大便次数增多、粪质稀薄或如水样为其主症的疾病，乃是小儿最常见的疾病之一，尤以 2 岁以下的婴幼儿更为多见。年龄越小，发病率越高。本病以夏秋季节多见。现代医学认为腹泻有感染性腹泻、非感染性腹泻两种。感染性腹泻多为进食被细菌或病毒污染的食物而致，非感染性腹泻有生理性腹泻和消化不良性腹泻两种。中医认为小儿脾胃虚弱，无论感受外邪，内伤乳食或脾肾虚寒，均可导致脾胃运化功能失调而发生泄泻。

【临床表现】风寒症见泄泻清稀，中多泡沫，臭气不甚，肠鸣腹痛；湿热症见泻下急迫，粪色黄褐而臭，肛门灼热，口渴；伤食症见脘腹胀痛，痛则欲泻，泻后痛减，粪便酸臭，嗳气酸馊；脾虚症见大便时溏时泻，水谷不化，面色萎黄，肢倦乏力；肾虚见久泻不止，食入即泻，完谷不化，形寒肢冷。

【治则】调整胃肠气机（实证），健脾补肾（虚证）。

【主穴】实证取天枢、阴陵泉、上巨虚、下巨虚，虚证取中脘、天枢、足三里。

【配穴】风寒加大椎、风池，湿热加内庭、三阴交，伤食加神阙、璇玑，脾虚加脾俞、关元俞，肾虚加肾俞、命门。

【灸法】虚证伤食用艾条温和灸，每穴 5～10 分钟。风寒用艾炷隔姜灸，每穴 3～5 壮。湿热用艾炷隔盐灸，每次 3～5 壮。每日 1 次，3 日为 1 个疗程。

【按语】灸法治疗婴幼儿腹泻有较好效果，一般灸 1～3 次便可控制症状。治疗期间适当控制饮食，少吃多餐。泄泻可以引起病儿脱水及电解质紊乱，而引起死亡，治疗时在采用灸疗的同时，采用适当的液体疗法，可减少急危症状出现，加快疾病痊愈。

五、小儿厌食症

厌食症是指较长时期的食欲减退或消失。如果小儿的营养发育状态比较好，只是偶有食欲低下的情况，则不能视为厌食症。引起厌食的原因较多，它不是一种独立的疾病，而是一种症状。不良的饮食习惯，喂养方式不当，饮食结构不合理，气候过热；患胃肠道疾病如急慢性肝炎、慢性肠炎以及各种原因的腹泻；或全身器质性疾病，服用某些药物等原因，使消化功能及其调节能力受到影响而导致厌食。中医称厌食为"纳呆"，主因脾胃功能失调。由于脾胃素虚，或喂养不当，饮食不节，伤及脾胃所致。

【临床表现】实证因停食停乳引起脾胃失调，食欲减退，恶心呕吐，手足心热，睡眠不安，腹胀或腹泻。虚证因体质虚弱或久病元气耗伤，致使脾胃消化无力，食欲缺乏，面黄肌瘦，精神倦怠，乏力，或大便溏稀。

【治则】消食化滞，健脾益胃，补益元气。

【主穴】足三里、梁门、中脘、身柱、四缝。

【配穴】实证加下脘、商丘，虚证加脾俞、百会。

【灸法】两组穴位交替使用艾条温和灸。左手示、中二指放于穴位两旁，以便测知艾条热度，以防灼伤患儿。右手持艾条垂直悬起，离皮肤 3~4cm，每穴 5~10 分钟，每日 1 次，10 日为 1 个疗程。

【按语】灸法治疗厌食症有一定效果，特别是虚证，可配合捏脊疗法。要保持合理的膳食，建立良好的进食习惯。治疗小儿厌食症，除了调整脾胃功能外，还应注意去除引起厌食症的种种不良因素。若由某些疾病引起的则应同时对原发病进行治疗。

六、儿童多发性抽动症

多发性抽动症，又称抽动-秽语综合征，是多发于儿童或少年期的一种以运动、语言和抽搐为特点的综合表现和行为障碍性疾病。儿童抽动症发病年龄以5~7岁为多见，男孩多于女孩。儿童抽动症的病因至今尚不清楚，大部分学者认为与基底神经节的功能障碍有关，儿童受惊吓或精神紧张常常是发病的诱因。身体任何部位的抽动，中医统称为"风"。中医认为本病是阴虚风动、风痰瘀阻、风火相煽所致。

【临床表现】临床表现为不自主的头面、四肢抽动，频频眨眼、耸鼻、努嘴，喉部发出哼哈声或说出脏话。阴虚风动、肝阳偏亢可伴有烦躁易怒，夜惊，遗尿，舌红脉弦；脾虚火旺、风痰瘀阻可伴有喉间抽动，口吃，舌红苔黄，脉滑。

【治则】平肝涤痰，祛风镇静。

【主穴】三风（风府、两侧风池）、百会。

【配穴】阴虚风动、肝阳偏亢加照海、列缺、合谷、太冲，脾虚火旺、风痰瘀阻加公孙、内关、丰隆、神门。

【灸法】温和灸，每次选3~5穴，每穴灸5~10分钟，每日1次，10日为1个疗程。除三风、百会外，其余穴位可用着肤灸或温针灸。

【按语】灸法治疗本病有一定效果。注意：①切莫责怪孩子，因为这样会使孩子到紧张，不自主动作会更加频繁。②帮助孩子摆脱紧张感和恐惧感，家长要让孩子自信而冷静。③要鼓励和引导孩子参加各种有兴趣的活动，转移其注意力。④对极少数顽固性抽动症的孩子，家长要鼓励他们用意念去克制自己的抽动行为，可以采用正强化法，只要孩子的抽动行为有些许缓解，就及时给予适当的表扬和鼓励，以强化孩子逐渐摆脱抽动行为。

七、小儿营养不良

营养不良是因缺乏热量或蛋白质所致的一种营养缺乏症，故又称蛋白质能量营养不良。其临床特征为渐进性消瘦或水肿，皮下脂肪减少，体重下降或伴有多器官不同程度的功能紊乱，中医称之"疳积"。

本病多因喂养不当，或长期吐泻、慢性痢疾、结核病、寄生虫病等，致机体对营养不能充分吸收利用和慢性消耗。若有先天性畸形如兔唇、腭裂、幽门肥大性狭窄等，因进食困难，亦可成病。

【临床表现】营养不良按轻重可分三度：Ⅰ度者体重减少15% ~ 25%，Ⅱ度者体重减少25% ~ 40%，Ⅲ度者体重减轻40%以上。本病发病缓慢，初起身微热，或午后潮热，喜食甜酸味食物，口干腹膨，便泻臭秽，尿如米泔，烦躁啼哭，不思饮食。继则积滞内停，腹大脐突，形体消瘦，肤色无华，毛发稀疏，肌肤甲错。本病如日久失治，则可导致鸡胸、龟背、五迟、五软、搐溺、眼疳等证。由于体虚，不能抵御外邪，易于感染，易并发急性传染病和小儿肺炎。

【治则】健脾和胃，消食导滞。

【主穴】脾俞、胃俞、中脘、章门、神阙、足三里、内关、涌泉、四缝。

【配穴】午后潮热加大椎，积滞内停加下脘、商丘。

【灸法】艾炷隔姜灸，每次选2 ~ 3穴，每穴3 ~ 5壮，艾炷如黄豆大，每日1次。亦可用艾卷温和灸。10次为1个疗程。

【按语】本病临床已少见，灸法治疗有较好疗效，可配合捏脊。婴幼儿尽可能给予母乳喂养。小儿喂养，要定质、定量、定时，增加辅食，要掌握先稀（菜汤、米汤）后稠（奶糕、鸡蛋黄）、先素（青菜泥、豆制品）后荤（鱼、肉末）、先少后多的原则。

八、小儿夜啼症

小儿夜啼症常见于 1 岁以内的婴儿，是指小儿入夜啼哭不止。其原因除了室内温度不适、尿布浸湿，还可能因饥饿所致。中医认为脾虚、伤食、心热或惊恐等为其主要病因。小儿神气未充，心火上乘；或因小儿为稚阴稚阳之体，精神未固，突受惊吓而神不守舍；伤食积滞，胃不和则卧不安。

【临床表现】以入夜啼哭不止为主症。脾肾不足者，表现为小儿出生后体弱多病，形体消瘦，食欲差，哭声低微，哭时无眼泪，灯亮则哭止，大便稀溏；心热夹食者，表现为面红身热，腹部胀满，不思饮食，哭声大，眼屎多，见灯亮更甚；胃热食滞者，表现为小儿夜间烦躁不寐，一阵阵啼哭，腹部胀满，不思饮食，大便干结；肝热受惊者，表现为面色发红，入睡时惊动易醒，常在睡中哭而作惊，哭声尖锐，时高时低，时急时缓，紧偎母怀，入母怀则哭止，多有受惊病史。

【治则】清心镇惊安神，补益脾肾。

【主穴】中冲、劳宫、百会、中脘、神阙、涌泉。

【配穴】脾肾不足加脾俞、肾俞，心热夹食加少府，胃热食滞加足三里，肝热受惊加行间。

【灸法】艾条雀啄灸，每次选 2~4 穴，每穴 5~10 分钟，每日 1 次。或着肤灸，于双侧中冲穴施灸，炷如麦粒大，每穴 1 壮，每日 1 次。灸至局部皮肤潮红为度。

【按语】灸法治疗有一定效果。还可采用黑豆敷灸，方法：将黑豆研为细末，贮瓶备用。敷灸时取上药末 10~15 克，取温水适量调如糊状，临睡前敷于脐窝（神阙穴），胶布固定，每日 1 次。

第四章 外科及五官、皮肤科病症

第一节 外科病症

一、落枕

落枕又称颈部伤筋，俗称"错枕""失枕"。多由露卧当风或睡眠时姿势不当引起，多发于晨起之后。临床常以一侧颈部肌肉受损，活动受限为其特征。多见于青壮年，冬春两季发病较多。本病多由于躺卧姿势不良，枕头过高或过低，枕头软、硬程度不当，使一侧肌群在较长时间内处于高度伸展状态，以致发生痉挛；也有因睡眠时，颈背部当风，受风寒侵袭，致使颈背部气血凝滞，经络受阻，使局部肌筋强硬不和，活动欠利；少数患者因颈部突然扭转或肩扛重物时，使部分肌肉扭伤或发生痉挛。

【临床表现】患者一般急性起病，通常临睡时尚无任何不适，但翌日晨起感到明显的颈部疼痛、僵硬，头部向患侧倾斜，下颌转向对侧，颈部活动受限，向患侧转头时则疼痛加剧，不能俯仰。严重时，可波及斜方肌和肩胛提肌等背部肌肉，造成肩背部肌肉痉挛，疼痛涉及上背部和上肢。局部皮肤外观无红肿，但触及患侧肌肉有紧张、发硬和明显压痛，局部喜热敷。

【治则】疏风活络，通经止痛。

【主穴】天柱、大椎、肩外俞、肩中俞、阿是穴。

【配穴】合谷、落枕、后溪、悬钟、养老、风池，随症加减。

【灸法】艾炷隔姜灸，每日灸 1 ~ 2 次，每穴 3 ~ 5 壮，或艾条悬灸。

【按语】睡眠时应姿势适当，枕头高低适度，避免受冷，以防复发；中年以上反复发作者，应考虑颈椎病。

二、颈椎病

颈椎病又称颈椎综合征，是指颈椎骨关节病变（如增生性颈椎炎、颈椎间盘脱出等）压迫神经根、脊髓或血管，而出现相应的临床症状，以神经根型最为常见。本病表现为单侧或双侧上肢部分或全部感觉、运动功能障碍，肌营养不良，且以远端为明显的综合症状，是中老年人的常见病、多发病。本病的原因可归纳为外部原因和内部原因。外部原因包括各种慢性损伤，造成颈椎及其周围组织不同程度的病理变化；内部原因即颈椎本身的退行性病变。本病属于中医学"痹证""痉证"范畴，多由于外感风寒湿邪，导致督脉受损，气血滞涩，经络闭阻，或气血不足所致。

【临床表现】本病常表现为头、颈、臂、手、上胸背疼痛或麻木、酸沉，放射性疼痛，伴头晕、无力，甚者上肢及手感觉明显减退或出现肌肉萎缩。

【治则】温经散寒，疏经活络。

【主穴】天柱、大椎、阿是穴、合谷、外关、后溪。

【配穴】颈部夹脊穴、天宗。上肢麻痛加手三里、曲池、腕骨。

【灸法】着肤灸，每次选3~5穴，每日灸1~2次，每穴3~5壮，或艾条悬灸。

【按语】灸法治疗本病对缓解症状有较好疗效。平时应劳逸结合，尤其是伏案工作的人，更应多加注意。一般工作45分钟左右就应适当休息一下，从而放松颈肩部及全身。每日起卧定时，并按时进行体育锻炼，夜卧枕头不可过高或过低，并注意颈肩部的保暖。

三、枕神经痛

枕神经痛是临床上常见的神经性疼痛疾病，常见一侧枕下及乳突后呈针刺及刀割样放射性疼痛，并向枕上、耳及顶部放散，甚至波及眼眶区，疼痛常呈发作性，间歇期多为钝痛，发作期常伴颈肌痉挛。枕神经包括枕大神经、枕小神经、枕下神经和第3枕神经，常见的是枕大神经、枕小神经痛。枕大神经由颈神经的后支构成，通过第2颈椎，最后分布于枕后和顶部皮膜；枕小神经由第2、3颈神经发出，至皮下后上行并分布于枕外侧部、乳突及耳壳后侧面的上部分皮肤，司该区的感觉。病因有颈椎疾病、椎管内病变、寰枕部先天畸形和损伤、感染中毒性神经炎，还有病因不明的情况。临床中发现枕神经痛多与神经衰弱、劳累、恼怒、饮酒、局部受风寒侵袭有关。

【临床表现】疼痛呈发作性，可为一侧或双侧性；疼痛部位从枕部放射至头顶和项部，特点为发作性剧烈疼痛或持续性钝痛。体格检查可发现颈肌紧张，压痛点在乳突与枕骨隆起连线之中点或外1/3处。

【治则】祛风散寒，通络止痛。

【主穴】风池（枕大神经压痛点相当于风池位置）、阿是穴。

【配穴】完谷、外关、率谷、列缺、天柱。

【灸法】艾条雀啄灸或艾炷隔姜灸，每日1次，5次为1个疗程。

【按语】艾灸治疗此病效果好。要预防和避免引起枕神经痛的继发因素，如颈椎结核、颈椎病、肌纤维织炎、局部感染和外伤等。减少枕部刺激，选择具备松软舒适的枕头，不宜使用高而硬的枕头；帽子不宜过紧，尽可能减少局部刺激，减少枕神经痛的诱发因素，如防止受凉、受潮和疲劳等。

四、肩周炎

肩周炎又称肩关节周围炎，是肩关节囊和关节周围软组织的一种退行性、炎症性疾病，多发于50岁左右的人，女性多于男性，故有"五十肩"之称。亦称"漏肩风"或"肩痹"。本病的发生，多与中年后气血衰退，风寒湿邪乘虚侵入肩部有关；或因长期慢性劳损，致使经络阻滞，气血不能通畅，经筋失其所养而发病，部位病例亦与既往扭伤史有关。

【临床表现】肩部酸痛沉重，甚则向颈部和臂部放散，日轻夜重；局部有局限性或广泛性压痛，遇寒痛甚，得温痛缓；活动受限，外展、外旋、后伸等活动不能，影响日常活动。随着病情的发展，病变组织可产生粘连，功能障碍也随之加重。

【治则】温经散寒，通络止痛。

【主穴】肩髎、肩髃、阿是穴。

【配穴】肩胛痛加肩贞、天宗，上臂痛加臂臑、曲池。

【灸法】着肤灸或艾炷隔姜灸，每日灸1~2次，每穴5~10壮，10日为1个疗程，每个疗程间隔3日。亦可用温针灸或艾条悬灸。

【按语】灸法治疗本症效果满意，大部分患者经灸治后，疼痛可当时减轻或消失，但需经多次治疗后，患肢活动才能逐步恢复正常或得到改善。施灸期间，应加强肩关节的功能锻炼，并避免重体力劳动，防止肩关节受凉。

五、肱骨外上髁炎

肱骨外上髁炎，或叫网球肘，是一种劳损性病变，属中医"伤筋""筋痹"范畴。此病不是网球运动员所独有，家庭妇女、砖瓦工、木工、羽毛球运动员等需要长期、反复用肘和腕用力工作者，也容易得此病。

肱骨外上髁炎是由于肘和腕反复用力，过猛过久，前臂伸肌总腱在肱骨外上髁附着点处出现小的撕裂伤，桡侧伸腕肌累积性损伤或扭伤，导致微血管神经束狭窄，桡神经关节支出现神经炎。中医认为患肢过劳，气血虚弱，承袭风寒湿邪，瘀阻经筋，导致本病。

【临床表现】急性瘀滞型由于用力不当突然诱发，慢性僵凝型一般无明显外伤史。本病大多起病缓慢，表现为肘关节肱骨外侧附近出现方向性疼痛或酸痛，进行端壶倒水、扫地、拧衣等动作时加重；有明显的压痛点，压痛点常在肱桡关节的后方或桡骨头附近，前臂旋前时明显受限或障碍，且疼痛加剧，患肢活动多或遇寒时疼痛加重，休息后减轻。

【治则】温经散寒，活血通络。

【主穴】患侧曲池、阿是穴。

【配穴】手三里、肘髎。

【灸法】艾炷隔姜灸，每穴 3~5 壮，每日 1 次，6 日为 1 个疗程。亦可用温针灸或艾条温和灸。

【按语】不利于本病恢复的动作皆宜切实减少或暂时避免，如提壶、悬空倒水、打方向盘、拧衣服、拧大螺丝母等均为引起疼痛和使疼痛加重的动作。

六、狭窄性腱鞘炎

腱鞘是包绕肌腱的鞘状结构。腱鞘外层为纤维组织，附着在骨及邻近的组织上，起到固定及保护肌腱的作用。腱鞘内层为滑膜，可滋养肌肉并分泌滑液，有利于肌腱的滑动。由于肌腱与腱鞘反复过度摩擦，引起炎症、水肿、纤维鞘壁增厚，形成狭窄环，肌腱的纤维化和增粗造成肌腱在鞘管内滑动困难，即是狭窄性腱鞘炎。中医认为本病是血瘀寒凝所致。

【临床表现】患者有劳损史。手指屈肌腱鞘炎又名扳机指或弹响指，主要表现为掌指关节掌侧有局限性疼痛，压痛明显，有时可触及绿豆大小的结节。屈伸手指时有弹响，结节随之上下滑动。当屈伸手指动作障碍时，由于炎症引起腱鞘狭窄，肌腱增厚，用力推扳手指时可听到弹响。此外桡骨茎突处亦好发腱鞘炎，患者自觉腕部桡侧疼痛，提物乏力，遇寒或用力时加重，握拳位尺偏手腕时引起患处疼痛，在桡骨茎突及第1掌骨基底部之间有压痛，部分患者局部微肿，疼痛可放射至手及前臂。

【治则】通经脉，调气血，利关节。

【主穴】阿是穴。

【配穴】患侧列缺、阳溪、鱼际、合谷、内关、大陵。

【灸法】艾炷隔姜灸，每次选2~3穴，每穴3~5壮，每日1次，5次为1个疗程。

【按语】患处按摩及充分休息3周左右，特别要减少引起疾病的体力劳动，注意患部的休息。由于腱鞘炎是由于反复过度摩擦引起的炎症，因此，这种病的患者一定要避免过量的手工劳动。

七、腱鞘囊肿

腱鞘囊肿是关节附近的一种囊性肿块，病因尚不太清楚。慢性损伤使滑膜腔内滑液增多而形成囊性渗出，或结缔组织黏液退行性改变，可能是发病的重要原因。目前临床上将手、足小关节处的滑液囊肿（腕背侧舟月关节、足背侧关节等处）和发生在肌腱的腱鞘囊肿统称为腱鞘囊肿，而大关节的囊性渗出又另命名（如膝关节后方的囊性渗出叫腘窝囊肿）。

本病以女性和青少年多见。腕背、腕掌侧桡侧屈腕肌腱及足背发病率最高，手指掌指关节及近侧指间关节处也常见到。

中医称其为腕结筋、筋聚等名，多因劳伤或伤后气血阻滞，血不容筋，痰瘀凝结而成。

【临床表现】病变部出现一缓慢长大包块，小时无症状，长大到一定程度后活动关节时有酸胀感。检查发现直径为 0.5 ~ 2.5cm 的圆形或椭圆形包块，表面光滑，不与皮肤粘连。因囊内液体充盈，张力较大，叩之如硬橡皮样的实质性感觉。如囊颈较小者，略可推动；囊颈较大者，则不易推动，易误为骨性包块。重压包块有酸胀痛。用 9 号针头穿刺可抽出透明胶冻状物。

【治则】温通气血，活络散瘀。

【主穴】阿是穴（病变局部取两处）。

【配穴】手腕部囊肿加阳溪、外关、合谷，足背部囊肿加解溪、陷谷、太溪。

【灸法】艾炷隔姜灸，以囊肿局部为主，每穴 3 ~ 5 壮，每日或间日 1 次，3 次为 1 个疗程。

【按语】腱鞘囊肿有时可被挤压破裂而自愈。本病临床治疗方法较多，但复发率高。

八、肋软骨炎

肋软骨炎是指在肋软骨与胸骨连接部附近发生的自发性疼痛。一般为非特异性病变，患者多有上呼吸道感染史，可能与病毒感染有关，胸肋关节韧带慢性损伤也可能是病因之一。本病多见于成年女性。

肋软骨炎属于中医胸胁骨痹、瘀血、胁痛、痰核等范畴，认为本病发病有内外因素。内因多为阴阳失调，气血虚弱，营卫表里不和，筋骨失荣；外因主要是肋部闪挫、劳伤，外邪乘虚入侵，瘀滞筋骨，阻塞脉络，而致气血瘀滞引起本病。

【临床表现】本症的特征是有急性炎症的发作，数周至数月后痊愈，以后反复发作长达数年，局限于第 2~5 肋骨软骨与胸骨的接合部，有自发性疼痛，并从受累之胸肋关节部向肋间部放射，但疼痛最明显处多在胸骨外缘。局部隆起肿胀，有压痛或触痛，但是没有红肿的炎症表现，并伴有憋气、咳嗽。上肢活动受限。

【治则】疏肝解郁，活血止痛。

【主穴】阿是穴、内关、阳陵泉、支沟。

【配穴】气滞配太冲、肝俞，瘀阻配足三里、膈俞

【灸法】着肤灸，每次选 3~5 穴，每日 1 次，10 日为 1 个疗程。亦可用艾条悬灸。

【按语】多食韭菜、橙子、赤豆等食物，这些食物有舒筋通络、止痛之辅助疗效，可自行按摩局部，每天数次。

九、腰肌劳损

腰肌劳损通常由积累性劳损、创伤及腰椎平衡失调等原因引起腰

部肌肉、筋膜、韧带等软组织慢性纤维化、瘢痕化、钙化、硬化而致，使腰肌容易疲劳且易出现疼痛。本病属中医"腰痛""痹证"范畴。中医认为本病多与寒湿劳损、肾虚等有关，风寒湿邪客于经络，跌仆闪挫，弯腰负重使经络受损，气血运行不畅而致；或久病，年老体虚，劳欲过度，精血不足，筋脉失养而作痛。

【临床表现】临床表现为病程长，无明显外伤史，腰部酸痛，广泛压痛，腰部活动受限，疼痛症状时轻时重。肌痉挛常表现在一侧或两侧，压痛点以棘突两侧为最多见。疼痛与麻木感通常仅放射至膝部。寒湿者腰痛而冷，渐渐加重，遇寒冷潮湿及气候变化时疼痛发作或症状加重。劳损者腰部强直酸痛，痛处固定不移，转侧不利，劳累加重。肾虚者疼痛绵绵，隐隐作痛，伴神疲肢冷。

【治则】通经活络。

【主穴】肾俞、志室、委中、大肠俞、阿是穴。

【配穴】湿胜者加阴陵泉、三阴交，肾虚加命门、关元、太溪。

【灸法】着肤灸，每次选4穴，每日1次，6次为1个疗程，可行腰背部火龙灸，亦可用温针灸。

【按语】腰肌劳损灸法治疗效好，可加拔火罐。急性发作期应注意休息，卧硬板床1～3周，待疼痛改善后，尽早做腰背肌肉的锻炼。急性发作后容易复发，应注意腰部的保护，避免弯腰，搬运重物。工作时可用腰围或宽腰带，以保护腰部肌肉。

十、腰椎间盘突出症

腰椎间盘突出症系腰椎间盘髓核从纤维环的破裂处突出，压迫脊神经根，而引起以坐骨神经痛为主的临床综合征。腰椎间盘突出症是一种较为常见的疾病，多发生于青壮年。最常见的原因是在没有防范的情况下搬运或抬重物，长时间弯腰后猛然直腰。腰椎间盘突出症属中医学"腰痛""痹证"范畴。《素问·痹论》曰："风寒湿三气杂至，合而为痹也。"意指风寒湿邪是"痹证"的病因。

【临床表现】95%的椎间盘突出症发生于第4、5腰椎及第5腰椎至第1骶椎椎间隙，故常见的是坐骨神经痛症状。患者出现腰部、髋部疼痛，向下放射到大腿后部、小腿外侧至足跟，或足趾部疼痛或麻木。部分患者因咳嗽、打喷嚏或腹部用力卧床翻身而诱发疼痛或疼痛加重，卧床休息则减轻。风寒湿者见疼痛剧烈，天气转冷时加重，脉弦紧；血瘀者刺痛，入夜痛甚，脉弦涩。

【治则】舒筋活络。

【主穴】阿是穴（腰部压痛点）、腰椎夹脊穴、殷门、承山。

【配穴】后溪、足三里、昆仑。

【灸法】温针灸，每日1次，6日为1个疗程，也可行腰背部火龙灸。

【按语】发病期间卧硬板床，休息1个月，禁止弯腰负重，下床活动时用宽腰带固定腰部。为防复发，病愈后应注意腰部的保护，避免弯腰搬运重物。工作时可用腰围或宽腰带，以保护腰部肌肉。

十一、坐骨神经痛

坐骨神经由第3~4腰神经根组成，进入骨盆后在骶髂关节前经过，从坐骨大孔穿出梨状肌达臀部，沿股部后面至股后下1/3处分为胫神经及腓总神经。胫神经沿小腿后面下行至足底，腓总神经沿小腿前外侧至足背。坐骨神经痛系指坐骨神经通路及其分布区的疼痛综合征，其病因可分为原发性和继发性两大类。原发性坐骨神经痛病因尚未明确，且较少见；继发性坐骨神经痛则多见于椎管内病变及椎间盘、脊椎病变（引起根性坐骨神经痛），或盆腔及骨盆疾患（引起干性骨神经痛）。本病属中医学"痹证"范畴，《灵枢》称其为"周痹"。

【临床表现】坐骨神经痛以受风寒之邪最为多见，其症为一侧下肢疼痛，其痛沿坐骨神经通路（腰臀大肌后侧、小腿后外侧、踝关节后外侧、足背足掌、趾端）放射，疼痛或有灼热感，常因行走、弯腰、咳嗽、喷嚏、下蹲而使疼痛加剧，患者站立时体位多向健侧倾斜。

【治则】舒经活络。

【主穴】腰椎夹脊穴、环跳、秩边、委中。

【配穴】腰痛加肾俞、关元俞，臀部痛加次髎，大腿后侧痛加承扶、殷门，膝以下痛加足三里、阳陵泉、承山、悬钟、昆仑。

【灸法】温针灸，每次患侧选 5 穴，每日 1 次，6 日为 1 个疗程。也可用着肤灸或艾条悬灸。

【按语】发病期间睡硬板床休息 4~6 周。注意腰部的保护，避免弯腰搬运重物。

十二、梨状肌综合征

坐骨神经多从梨状肌下缘穿过进入大腿后内侧，梨状肌损伤是导致梨状肌综合征的主要原因。大部分患者都有外伤史，如闪、扭、跨越、肩扛重物下蹲、负重行走及受凉等，可损伤梨状肌，出现充血、水肿、痉挛、肥厚等现象，从而刺激和压迫坐骨神经，出现一侧臀腿疼痛为主的病症，称为梨状肌综合征。中医学认为是气滞血瘀、寒湿凝聚所致，属于"筋痹"范畴。

【临床表现】患者常在久站或外伤后出现臀部和大腿后侧疼痛，严重者疼痛剧烈。患者可感觉疼痛位置较深，主要向同侧下肢的后面或后外侧放射。重者臀部呈现"刀割样"或"灼烧样"的疼痛，双腿屈曲困难，双膝跪卧，大小便、咳嗽、打喷嚏等使患侧肢体的窜痛感加重。检查见臀部压痛明显，可触及条索状隆起的梨状肌，梨状肌紧张试验阳性。血瘀者有明显外伤史，寒湿者身重体倦。

【治则】温通经络，行气活血。

【主穴】环跳、秩边、阿是穴、承扶、殷门、委中。

【配穴】随证选加阳陵泉、昆仑、承山、悬钟。湿重加阴陵泉，瘀血加足三里。

【灸法】温针灸。每次选患侧 6 穴，每日 1 次，6 日为 1 个疗程。也可用着肤灸或艾条悬灸。

【按语】发病期间卧床休息为宜。

十三、跟痛症

跟痛症是指患者因长期站立工作或长期从事奔跑、跳跃等，或因扁平足、足弓塌陷等原因，致使足跟部疼痛、行走困难的病症。临床一般可分三类。①跟后痛，主要有跟腱滑膜囊炎、跟腱止点撕裂伤、痹证性跟痛症。②跟下痛，主要有足底腱膜炎、跟骨下滑膜囊炎、跟骨下脂肪垫炎、跟骨骨髓炎。③跟骨痛，如跟骨骨髓炎、骨结核，偶见良性肿瘤或恶性肿瘤。本症属中医"伤筋"范畴。长期站立硬地板，穿高跟鞋，或作弹跳运动，损伤筋脉，血瘀阻络；感受风寒湿邪，气血运行不畅；肝肾亏虚、血不荣筋均可致足跟痛。

【临床表现】站立或行走时，足跟下面疼痛，疼痛可沿跟骨内侧向前扩展至足底，尤其是早晨起床以后或休息后开始，行走时疼痛更明显，活动一段时间后疼痛反而减轻，压痛点在跟骨负重点稍前方的足底腱膜处，X 线片可见跟骨底有骨刺形成。血瘀者痛处固定，刺痛；寒湿者受凉或天气变化诱发或加重。

【治则】舒经通络，舒筋止痛。

【主穴】太溪、昆仑、照海、申脉、解溪、阿是穴等。

【配穴】血瘀者加足三里、血海，寒湿重者加阴陵泉。

【灸法】着肤灸，每次选3穴，每穴3～5壮，每日1次，6日为1个疗程。亦可用温针灸。

【按语】艾灸治疗本病有确切疗效。治疗期间减少活动，并注意保暖。肥胖患者要减轻体重，穿着厚底鞋及海绵垫，也可应用足跟垫，以防止跟痛症发生，可以配合温水浸浴或按摩疗法。如保守治疗无效，可行手术治疗。

十四、扭挫伤

扭挫伤可分为扭伤和挫伤。扭伤是指任何关节由于旋转牵拉或肌肉出现猛烈而不协调的收缩，突然发生超出人体生理范围的活动时，引起关节周围的关节囊、韧带、肌腱、肌肉过度牵拉而造成部分或全部的撕裂或移位。如登山、上下台阶或在不平路面上行走踩空时，引起膝部和踝部扭伤，若摔倒时手部着地，还可并发腕部扭伤。挫伤是指跌仆撞击、重物挤压等钝性外力直接作用于机体而引起的局部皮下或深部组织的闭合性损伤。中医认为气血瘀阻经络，不通则痛。

【临床表现】有明显的外伤史，受伤部位会出现不同程度的疼痛、肿胀、皮肤青紫或瘀斑，以及关节活动障碍等。

【治则】行气活血，消肿止痛。

【主穴】阿是穴、足三里、血海、三阴交、合谷。

【配穴】腕关节扭挫伤加外关、阳溪、阳池、阳谷，踝关节扭挫伤加昆仑、解溪、太溪、申脉、照海、悬钟。

【灸法】受伤24小时后灸治为宜。艾炷隔姜灸，每次选5穴，每穴 3 壮，每日 1 次，3 日为 1 个疗程。

【按语】艾灸对肿胀、疼痛有一定疗效。受伤部位尽量减少活动，抬高患肢，以促进静脉回流，改善局部血液循环，减轻水肿。勿揉搓、按摩或热敷伤处，以免加重出血。应尽快进行局部冷敷，以利于血管收缩，减轻出血，起到消肿止痛的作用。冰敷可每 2 小时做 15 分钟，至肿胀不再继续增加为止。受伤 24 小时后出血已完全停止时可改用热敷，以加速局部血液循环，有利于消肿止痛、组织修复。

十五、血栓闭塞性脉管炎

血栓闭塞性脉管炎简称脉管炎。发病原因尚未肯定，可能与长期吸烟有关，好发于青壮年。

脉管炎主要发生于四肢小动脉，多见于下肢血管。发病后动脉内膜明显增厚，管腔变窄，腔内血栓形成，致使血管完全被阻塞。由于病变的动脉血管狭窄或阻塞，造成组织血氧供应不足。中医学属"脱疽""脉痹"范畴。

【临床表现】脉管炎的早期多属于阴寒型，症状为间歇性跛行，即患者步行一段路程后，下肢肌肉尤其是小腿肌肉发生痉挛性疼痛，被迫止步休息或站立数分钟后待疼痛消失。如继续行走，疼痛又复出现。气滞血瘀者，病情继续发展，肢体不运动也产生疼痛，尤其在夜间为重；湿热者，痛剧，趾端坏死、溃疡继发感染，干枯发黑，甚至出现坏疽；气血两虚者，多见于恢复阶段或病久体质虚弱者。

【治则】温经散寒，活血利湿。

【主穴】早期取足三里、阴陵泉、解溪、行间，中期取委中、昆仑、解溪、陷谷、太溪、八风，后期取地机、阴陵泉、血海、三阴交、申脉、昆仑、陷谷、照海、涌泉。

【按语】脉管炎患者严禁吸烟，防止受冷、受潮和外伤。患肢适当保暖，但不宜热敷或热疗，以免组织需氧量增加，加重组织缺氧、坏死。勿穿硬质鞋袜，以免影响足部血循环。

十六、乳腺炎

乳腺炎是乳房的急性化脓性感染，为细菌（金黄色葡萄球菌等）经乳头破裂处或乳管口侵入乳腺组织所引起。本病以初产妇为多见，好发于产后第 3～4 周。

本病因乳腺管阻塞，乳汁淤积；或因婴儿吸乳时损伤乳头所导致。属于中医"乳痈"范畴，多因肝气郁结，或胃热壅滞，或乳汁不通所致。

【临床表现】初期乳房胀痛肿硬，乳汁不通。肝气郁结者，胸闷胁痛，时有呕逆，纳呆；胃热蕴结者，见发热恶寒，口干苦，烦渴，或便秘。成脓期肿块增大，疼痛加重，乳房胀满，皮色焮红，壮热不退，时有寒战，为热毒壅滞。如局部触摸有波动感，为脓已形成。溃脓期气血两虚，余邪未净见破溃脓出，肿消痛减，热势渐退，疲乏无力，时有低热。

【治则】活血行气，疏通经络。

【主穴】肩井、少泽、膻中、乳根。

【配穴】肝气郁结取期门、太冲、内关，胃热蕴结取足三里、温溜、上巨虚，热毒瘀滞取大椎、曲池、天宗，气血两虚取气海，恶寒发热取大椎、合谷，肿块触痛取阿是穴。

【灸法】肝气郁结用艾卷温和灸，每穴灸 5～15 分钟，每日 1 次，3 日为 1 个疗程；胃热用艾炷隔蒜灸，每穴灸 3～7 壮，每日 1 次，3 日为 1 个疗程。

【按语】乳痈初起未成脓期，用针灸有较好疗效，肩井、少泽两穴有特效。已化脓者配合药物为宜。患病期间要停止喂乳，清淡饮食，心情舒畅，自我按摩可防治乳腺炎。

十七、痔疮

痔疮是直肠末端黏膜下和肛管皮下的静脉丛发生扩大、曲张或移位所形成的柔软静脉团，或肛管皮下血栓形成和增生的结缔组织。

按痔疮的发生部位，以齿状线为界，可将痔疮分为内痔、外痔、混合痔三种。内痔发生在齿状线以上，大便时可脱出或不脱出肛门，但常伴有便血；外痔是由痔外静脉丛形成，在齿状线下，不能送回肛门，不常出血；混合痔则在齿状线附近，具有内痔、外痔两种特性。中医认为本病多由大肠郁积湿热，或过食辛辣之物，或久坐久立，致使湿热内生，经络受伤，浊气瘀血下注肛门，发为痔疮。

【临床表现】湿热下注者，见便时出血如射如滴，血色污浊，或肛门剧烈疼痛，大便干结或黏滞不爽，口渴尿赤；气滞血瘀者，便血鲜红，量或多或少，或肛门骤然剧痛；气血亏虚者，痔核脱出，肛门有下坠感，便血量多色清，气短乏力，头晕目眩。

【治则】活血化瘀，通络止痛。

【主穴】长强、上巨虚、二白、次髎、承山、血海。

【配穴】湿热加阴陵泉，血瘀加白环俞、足三里，气血亏虚加百会、神阙、脾俞，便秘加天枢、大肠俞，肿痛加飞扬、秩边。

【灸法】着肤灸，每日 1 次，每穴 3～5 壮，炷大如黄豆。

【按语】灸治痔疮有消炎、止痛、止血之效，以炎症施用为宜。根治需外科手术。

十八、颞下颌关节功能紊乱综合征

颞下颌关节功能紊乱综合征是口腔科常见疾病，在临床上分为三类。咀嚼肌群功能紊乱类以开口度异常、开口型异常及受累肌疼痛为主要特征；关节结构紊乱类以开口运动中不同时期的弹响为主要特征，亦可伴不同程度的疼痛及开口度、开口型异常；关节器质性改变类有关节盘穿孔、破裂伴髁状突骨质破坏。中医认为本病多由经络失和、气血阻滞所致，属"痹证"范畴。

【临床表现】临床表现主要有下颌运动异常（开口过小、开口偏歪、开闭口绞锁）、开口及咀嚼运动时关节区或关节周围肌群疼痛、关节弹响或杂音及头痛。病程进展分3个阶段：初期为功能失调，继而出现功能紊乱，最后导致软骨关节骨面破坏。本病病期较长，有长达数十年者。

【治则】温经活络，宣痹镇痛。

【主穴】下关、颊车、阿是穴（病变局部）

【配穴】耳门、听会、听宫、翳风、足三里、合谷、肝俞、肾俞。

【灸法】艾炷隔姜灸，选3穴，每穴5~7壮，每日1次，6日为1个疗程。也可用艾条温和灸、艾条回旋灸。

【按语】本病早期灸法治疗效果甚佳，晚期关节有破坏，灸治可减轻症状。灸治同时及时查明病因，针对病因治疗。平时注意保暖，避免风寒刺激。及时修复缺牙，保持正常的咬合关系。

十九、疔疮

疔疮是一种毛囊及所属皮脂腺的急性化脓性感染，好发于皮脂腺丰富以及经常受摩擦部位。疔疮多发生于儿童和青壮年，身体各部位均可发生，通常单发或者多发，多为局部症状，可自愈。一般疗疮红肿的范围较大，有明显的根脚，炎症常扩大到皮下组织。中医认为疗疮多因皮肤不洁，邪毒侵入，或多食辛热厚味，脏腑蕴热，毒热内发等形成。

【临床表现】小的疗疮局部红、肿、痛、热，范围多在 3cm 左右。疗多生于头面及四肢部，初起如粟粒之状，白色或黄紫，坚硬如钉，局部麻痒，继则剧痛。3～5 天中心变软、突出，形成黄白色脓栓，7～10天破溃出脓。多伴全身症状。红肿期患处肿胀，表皮暗红，灼热疼痛，有的伴有恶寒发热、头痛、恶心等症；成脓期局部红肿焮热，剧烈跳痛，且有波动感，可有恶寒发热，口干口渴，头痛身痛，小便黄赤，大便秘结。

【治则】清热泻火，透脓生肌。

【主穴】阿是穴（疗疮局部之顶端处）、身柱、灵台、曲池、大椎、膈俞。

【配穴】红肿期加血海；成脓期加神门，针刺后放血少许。疗生于面部加刺合谷，生于背部加刺委中。

【灸法】隔蒜灸，每次选 4 穴，每穴 3～5 壮，每日 1 次，6 日为 1 个疗程。

【按语】为防止疗疮的发生，平时要注意个人卫生，穿衣服应宽敞、舒松。灸后局部保持清洁，以防感染，可涂搽一些消炎膏。饮食上应少吃油炸品、少吃白糖。炎热的夏季宜饮清凉饮料，常服三黄片、牛黄解毒片，经常保持大便通畅。同时注意休息，补充多种维生素，多食水果、青菜及清淡食品。如有糖尿病史，应及时治疗原发病。发生在口鼻、危险三角区部位的疗疮，如被挤压或处理不当，可使细菌侵入血液，造成炎症扩散，引起颅内海绵窦栓塞或脓肿，出现头痛、寒战、高热，甚至昏迷或死亡。耳疗可波及颅内，下唇疗则能引起纵隔炎，挤压疗有引起局部脓肿、败血症和全身感染的危险。因此疗肿不宜随意挤压。

第二节　五官科病症

一、麦粒肿

麦粒肿即现代医学所称的睑腺炎，又名"针眼""土疮"，一年四季均可发病，尤以夏秋多见。本病临床有内麦粒肿、外麦粒肿之分。

现代医学认为，麦粒肿是眼睑皮脂腺受感染而引起的一种急性化脓性炎症。中医认为本病多由脾胃蕴热，或心火上炎，复感外感风热，又与外风相搏，气血瘀阻，火热积聚，以致眼睑红肿，腐熟化为脓液。

【临床表现】风热见眼睑局部起红肿痒痛，继而起小疖肿，红肿加重伴头痛全身不适；热毒上攻见发病快，突然眼睑局部红肿痒痛，硬结较大且易溃脓；脾胃蕴热伴口渴喜饮，便秘溲赤；脾胃虚弱见麦粒肿在眼睑局部反复发作，但诸症不重。

【治则】祛风清热。

【主穴】合谷、丘墟、后溪、太冲。

【配穴】风热加风池，热毒上攻加足窍阴，脾胃蕴热加解溪，脾胃虚弱加足三里。

【灸法】着肤灸，艾灸患侧合谷、后溪、丘墟、太冲，重者双侧同时施灸。每穴灸3壮，每次选3穴，疗程1~3次。或温和灸。

【按语】上述灸治适用于红肿硬结，可使其消退；如已成脓，应由眼科处理。本病初起至化脓切不可挤压，以免细菌挤入血流，造成严重后果。

二、急性结膜炎

急性结膜炎是一种起病急、传染性强而迅速的眼部感染性疾病，古称"天行赤眼""暴风客热"，简称"红眼""火眼"。

现代医学证实本病为细菌感染所致，最常见的致病菌有柯-魏杆菌、肺炎链球菌、葡萄球菌等。病菌附在患者的眼分泌物上，患者污染过的手帕、洗脸用具、游泳池水等为媒介，使本病得到传播。中医认为外感风热邪毒，客于肺经，上攻于目即可发为此病。

【临床表现】双眼同时或先后发病，起病急。眼红，分泌物为黏液脓性，有的患者结膜上出现小血点或出血斑。风重于热者，症见胞睑微红，白睛红赤，痒涩并作，灼热疼痛，羞明多泪，眼眵质稀，全身伴见头痛，鼻塞，恶风发热，舌红微黄，脉浮数；热重于风者，症见胞睑红肿，眵多胶黏，热泪如汤，白睛红赤壅肿，怕热畏光，伴口渴面黄，舌红，苔黄、脉数。

【治则】疏风清热泻火。

【主穴】合谷、上星、风池、太阳。

【配穴】风重于热加曲池、少商，热重于风加大椎、丰隆，目赤肿痛加肝俞、行间，畏光羞明加攒竹。

【灸法】艾条雀啄灸，每次选 3～4 穴，每穴 5～10 分钟，每日1 次。

【按语】灸法治疗有一定疗效。对羞明多泪、异物感、眼痛等症状，一般灸治 1～2 次即可取效。亦可局部外点眼药，用黄连西瓜霜眼液、1% 黄连素眼液等；或用抗生素类眼药水，如 0.25% 氯霉素眼药水、氧氟沙星眼药水等，每日频频点眼；亦可睡前用胆汁二连膏或红霉素眼膏涂眼。注意点眼前应将眼睑擦洗干净，以提高疗效。医生操作应避免交叉感染。

三、角膜炎

角膜炎为细菌、病毒感染所致，是临床常见的外眼疾病，临床表现复杂多样，病程较长，严重者可发生角膜溃疡、前房积脓，甚至失明。

角膜炎发病前多有角膜外伤史，多发于夏、秋季，以从事工业生产劳动的中青年为多。中医认为本病是因风热邪毒乘隙而入，邪客风轮，变生此症。

【临床表现】主症黑睛星翳，抱轮红赤，流泪羞明。风热上犯者，见骤起睛翳，羞明，发热重，恶寒轻；风寒犯目者，见抱轮微红，恶寒重，发热轻；肝火炽盛者，见睛翳甚，白睛混赤，胞睑红肿，头痛溲黄，口苦；湿热蕴蒸者，见睛翳缠绵不愈，头重胸闷，溲黄便溏。

【治则】祛风清热，清肝泻火。

【主穴】丝竹空、印堂、风池、阳白、合谷、曲池、太阳。

【配穴】风寒配风门，风热配少商，肝火炽盛加太冲，湿热蕴蒸加丰隆。

【灸法】艾条温和灸，每次选3~4穴，每穴5~15分钟，每日1次，10日为1个疗程。

【按语】灸法治疗角膜炎有一定效果，结合中药及双眼局部点抗生素、抗病毒眼药水，可取得较满意疗效。本病若治疗不及时或处理不当，可致黑睛溃破，黄仁绽出，形成恶候，即角膜溃破，虹膜脱出，愈后视力受到严重障碍，甚至失明。

四、眼肌型重症肌无力（上睑下垂）

重症肌无力是一种神经-肌肉接头部位因乙酰胆碱受体减少而出现传递障碍的自身免疫性疾病，眼肌型是其最常见的类型之一。眼肌型重症肌无力是指以眼肌受累为主的重症肌无力，临床表现为单侧或双侧眼睑下垂，可伴有复视、斜视等。

本病与中医的"睑废""胞垂"相似，属"痿证"范畴。中医认为本病多由中气不足、升举无力、气虚下陷而致。

【临床表现】单侧或双侧眼睑下垂，可伴有复视、斜视。或见手足乏力，面色无华，纳差，便溏。舌淡胖，脉虚无力。

【治则】补中益气。

【主穴】百会、丝竹空、阳白、攒竹、印堂、足三里、膻中。

【配穴】太阳、风池、脾俞。

【灸法】将补中益气丸平均分成两半，压成圆饼状，放于百会、膻中及丝竹穴、阳白、攒竹、太阳等眼周穴位，在药饼上放置小艾炷点燃，每穴3~5壮，以施灸局部皮肤潮红为度，其他穴位正常施灸。隔日1次，1个月为1个疗程。

【按语】本病在治疗过程中应谨防伤风感冒。

五、视神经萎缩

视神经萎缩是以视力障碍、视野损害及视盘颜色变淡为主要特征，在多种因素影响下视神经退行性改变的内眼疾病，有原发性及继发性两大类。原发性者，指病变开始于球后，如某些颅内、眶内占位性病变，以及颅骨骨折、神经挫裂、球后视神经炎等；继发性者，由视盘及视网膜病变或青光眼而致；还有一种是遗传性视神经萎缩。中医认为肝失条达或外伤，目窍脉络瘀阻；精血亏虚，目失濡养，日久目窍萎闭，而影响神光之发越。

【临床表现】眼底见视神经萎缩改变，视力下降。肝肾不足伴见视力渐降，甚至失明，头晕耳鸣；气血亏虚伴见头昏眼花，视物不清，神疲懒言；肝气郁结多因受情志刺激后，眼胀目痛，情志不舒；气血瘀滞伴见视物昏蒙，或发生于头眼外伤及颅内肿瘤术后，眼底血管明显变细，头痛健忘，头晕。

【治则】行气活血，补肝明目。

【主穴】攒竹、丝竹空、阳白、太阳、风池、养老、三阴交、光明。

【配穴】肝肾不足加肝俞、肾俞，气血亏虚加足三里、脾俞，肝气郁结加行间，气血瘀滞加肝俞、肾俞。

【灸法】远近配合，每次选 5 个穴位，眼区穴位温和灸，每穴灸 10 ~15 分钟，其他穴位温针灸，每日 1 次，10 次为 1 个疗程，每个疗程之间间隔 3 ~5 日。

【按语】灸法治疗视神经萎缩有较好疗效，配合中药疗效更佳。治疗过程中劝患者保持七情和畅，树立战胜疾病的决心。患者应饮食有节，起居有时，保证足够的睡眠及足够的活动量。多食新鲜水果、蔬菜及富有营养的食物，可经常食用猪脊髓或猪脑（也可加入药中煎服）以填精补髓。平时要戒烟酒。

六、牙痛

牙痛是口腔科疾病中常见症状之一。中医学中的龋齿、牙宣、牙咬痛、骨槽风等皆可引起牙痛，现代医学中的龋齿、急性牙髓炎、急性根尖炎、牙本质过敏多有本症状出现。牙痛主要与胃经郁火和肾阴不足有关。大肠、胃腑有热，或风邪外袭经络，郁于阳明而化火，火郁循经上炎可引起牙痛。肾主骨，齿为骨之余，肾阴不足，虚火上炎可引起牙痛。

【临床表现】凡牙痛甚剧，兼有口臭、口渴、便秘、脉洪等症者，此为阳明火邪上攻，火邪为患，属胃火牙痛；若痛甚而齿侧重，兼形寒身热、脉象浮数等症者，属风火牙痛；若痛势隐隐，时作时休，口不臭，脉细或齿浮动者，属肾虚牙痛；若齿部剥蚀，或齿中有孔，或全部脱落仅留牙根痛者，为龋齿牙痛。

【治则】清热祛风，消炎止痛。

【主穴】合谷、下关、颊车、内庭。

【配穴】胃火牙痛、便秘者加天枢、大肠俞，风火牙痛加外关、风池，肾虚牙痛加太溪、照海、内踝尖，龋齿牙痛加阳溪，上牙痛加四白、颧髎，头痛加太阳、头维，下牙痛加内庭、阳溪。治齿痛，左痛灸右，右痛灸左。

【灸法】着肤灸、艾炷隔姜灸、艾炷隔蒜灸均可选用，每次选2～3穴，每穴3～5壮，艾炷如黄豆大，牙痛发作时灸之。

【按语】灸法对牙痛有较好的止痛作用，但对某些症情要明确诊断，进行病因治疗。龋齿作痛，古方灸肩髎或灸阳溪颇效，亦可用生附子敷灸。取生附子适量研为细末，加水调如糊状，敷于双涌泉穴，胶布固定，每日1次，适用于阴虚牙痛。

七、复发性口腔溃疡

复发性口腔溃疡是指口内黏膜上溃疡反复发作，伴有口内灼热疼痛的自身免疫性疾病，中医称之为"口疮"。现代医学认为本病的发病原因复杂，有人认为本病不是因感染引起，而是一种过敏反应，或因内分泌紊乱，或因消化道障碍等全身疾病出现的口腔局部表现。本病的发作与消化系统疾病及贫血、睡眠不足、疲劳、月经周期等相关。中医学认为心脾积热，热盛化火；真阴不足，虚火上炎；或气血两亏，口腔黏膜失于濡养，均可导致口疮。

【临床表现】实证多为心脾积热，见唇内、颊、舌面等黏膜处有如黄豆大小的溃疡，表面有黄白色假膜覆盖，中间低陷，周围有红晕，溃疡数多，灼热疼痛，伴口渴、口干苦、口臭等。虚证多为气血两虚，见口腔黏膜溃疡数量较少，约有 1~2 个，周围黏膜颜色淡红或不红，呈慢性病程，易反复发作，微疼；阴虚火旺伴见头晕耳鸣、腰膝酸痛，疲倦乏力。

【治则】实证清热解毒，消肿止痛；虚证滋阴降火，补益气血。

【主穴】下关、合谷、颊车、地仓、廉泉。

【配穴】心脾积热加劳宫、曲池、内庭，气血两亏加足三里、血海，阴虚火旺加三阴交、太溪。

【灸法】艾条温和灸，每次选 2~4 穴，每穴 5~10 分钟，每日 1 次。6 次为 1 个疗程。

【按语】灸法治疗复发性口腔溃疡有较好疗效。可配合局部用药治疗，另外可选用吴茱萸敷灸：吴茱萸粉加醋调成糊状，敷于双侧涌泉穴，每天换药 1 次，以引火归原。或神阙悬艾灸半小时，每日灸治 1 次，共 2~4 次。

八、扁桃体炎

扁桃体炎一般是指咽扁桃体的非特异性炎症，可分为急性扁桃体炎和慢性扁桃体炎。急性扁桃体炎大多在机体抵抗力降低时感染细菌或病毒所致，起病较急，是儿童和青少年的常见病。慢性扁桃体炎是急性扁桃体炎反复发作所致，其反复发作亦可诱发其他疾病。

本病相当于中医学"乳蛾"的范畴。急性扁桃体炎相当于"风热乳蛾"，慢性扁桃体炎相当于"虚火乳蛾"。风热乳蛾多因风热邪毒乘虚从口鼻而入侵喉核，虚火乳蛾多因阴液不足、虚火内生而致。

【临床表现】风热乳蛾起病急，以咽痛为主要症状，咽部及喉核充血红肿，上有黄白色小脓点，吞咽或咳嗽时咽痛加剧，伴有畏寒发热，头痛咳嗽，吐痰黄稠，口渴口臭，便秘，小便黄赤；虚火乳蛾咽部干燥，入暮尤甚，咽部有堵塞感，分泌物黏，不易咳出，口臭，伴头晕，气短，腰酸，喉核及四周发红，时见脓栓。

【治则】风热者疏风清热，利咽消肿；虚火者养阴润肺，滋阴利咽。

【主穴】合谷、曲池、大椎。

【配穴】风热乳蛾取内庭、天突、少泽、鱼际，虚火乳蛾取太溪、足三里、颊车，便秘加支沟，咽痛甚加少商。

【灸法】每次 3～4 穴，每穴 3～5 壮，每日 1 次。风热治疗 3～5 次，虚火治疗 7～10 次。

【按语】灸法治疗本病有一定疗效。化脓性扁桃体炎应结合药物治疗，可用黄连敷灸。取黄连 8 份，吴茱萸 2 份，上药共研末混匀贮瓶备用。治疗时取适量加米醋调成糊状，入睡前敷双侧涌泉穴，油纸覆盖，胶布固定。次日清晨取去。每日 1 次，3 次为 1 个疗程。

九、咽异感症

咽异感症是由于某些局部或全身因素以及精神因素引起的病症，表现为咽部和颈部出现异物感觉。本病也称癔球症、咽球综合征、咽喉神经官能症等，患者多为中年人，女性更为多见。病因有器质性、非器质性之分。非器质性者中医称"梅核气"，认为是由情志不畅，肝气郁结，循经上逆，结于咽喉；或肝郁脾滞，津液不得输布而成痰，痰气结于咽喉引起。

【临床表现】患者自觉症状特别严重。咽部有多种异常感觉，如痰痒感、黏附感、蚁行感、紧迫感、压迫感、憋胀感等，感觉异物有如米粒、破絮、豆类等，多方检查无阳性体征和器质病变，咽喉中有异物感而无疼痛，咳之不出，咽之不下，不碍饮食，时轻时重，伴精神抑郁，胸胁胀痛，纳呆，困倦，消瘦，妇女月经不调，舌暗，脉弦。

【治则】疏肝理气，健脾化湿。

【主穴】膻中、内关、足三里、心俞、神门、气海、三阴交。

【配穴】肝气郁结加太冲，痰湿加丰隆、阴陵泉。

【灸法】着肤灸，每次选3~4穴，每穴3~5壮，艾炷如黄豆大，每日1次，10次为1个疗程。

【按语】灸法治疗咽异感症有一定效果，应注重心理、生活、环境的调理。良好的心理状态、规律的生活、宽松的环境有助于本病康复。患者的饮食不宜大寒大热，应戒辛辣刺激，禁烟酒，调畅情志，用声有度，勿轻易更方更医，还应远离粉尘、油烟，少思、少欲、惜精，并积极治疗诱发本病症的原发疾病，如慢性咽炎、声带小结、咽部划伤、食管炎、扁桃体肥大、鼻炎等。临床实践证明，灸法与心理治疗等综合调治同步进行，收效更好。

十、过敏性鼻炎

过敏性鼻炎是身体对某些过敏原敏感性增高而呈现的一种以鼻黏膜病变为主的变态反应性疾病，故又称变态反应性鼻炎，以鼻黏膜肿胀、色淡、喷嚏、流清涕为主症。过敏性鼻炎的发病属Ⅰ型变态反应，引起本病的过敏原主要为吸入性过敏原，如灰尘、花粉、动物羽毛、尘蜡等，还有某些食物以及某些化学物质，或冷热、湿度、紫外线等物理因素引起。这样的患者常为过敏性体质，除本病外，还可能有支气管哮喘、荨麻疹等过敏性疾病存在。中医学认为本病的发生主要由于肺气虚，卫外不固，腠理疏松，风寒之邪乘虚而入，犯及鼻窍而致。

【临床表现】鼻部主症包括阵发性鼻痒，喷嚏，流大量清涕。肺气虚可伴见倦怠乏力，气短懒言或自汗出；脾气虚弱伴见腹胀纳呆，肢困乏力，腹胀便溏；肾阳虚弱可伴见腰膝酸软，遗精早泄，形寒畏冷，夜尿多。

【治则】温肺固表，疏散风寒，健脾温肾。

【主穴】风池、足三里、迎香、口禾髎、合谷。

【配穴】肺气虚加肺俞，脾气虚弱加脾俞，肾阳虚弱加肾俞。

【灸法】肺气虚用艾炷隔姜灸，脾气虚弱用着肤灸，肾阳虚弱用艾炷隔附子饼灸。每次选 2~3 穴，每穴 3~5 壮，艾炷如黄豆大，每日 1 次，10 次为 1 个疗程。

【按语】灸法治疗此病有一定效果，如配合中药（玉屏风散、苍耳子散）治疗，可提高疗效，缩短疗程。尽量找到过敏原，避免与之接触，避免过食生冷、油腻、腥荤食物。外出可戴上口罩或面纱，防止灰尘、花粉、动物羽毛等漂浮于空气中的物质随呼吸进入鼻腔致病。平时要注意锻炼身体，增强体质，平时要防止受凉。

十一、鼻出血

鼻出血又称鼻衄，既可由鼻腔本身病变引起，也可由鼻周乃至全身性病变引起，出血部位大多数在鼻中隔前下部的易出血区。儿童鼻出血几乎全部发生在鼻腔前部；青年人虽以鼻腔前部出血多见，但也有少数严重的出血发生在鼻腔后部；中老年人的鼻出血，常与高血压和动脉粥样硬化有关，出血部位见于鼻腔后部。其常见的原因包括局部黏膜糜烂、鼻中隔偏曲、鼻咽癌及高血压、动脉硬化症、肾炎以及血液系统疾病等。

中医认为的鼻衄发生多与肺卫受邪有关。外感风热，胃有积热，或阴虚火旺，邪热虚火上迫鼻道，致妄行之血渗于脉外而成鼻衄。

【临床表现】主要症状为鼻中出血，伴有发热、咳嗽、口干、头痛、舌红脉数者，为肺经有热；兼见烦热、口渴引饮、口臭、便秘、苔黄、脉洪数者，为胃经有热；若见颧红、口干、食欲减退、精神不振、脉细数无力者，为阴虚火旺者所致。

【治则】清热止血。

【主穴】合谷、上星、迎香。

【配穴】肺经有热加少商，胃经有热加内庭，阴虚火旺加复溜、三阴交。

【灸法】温和灸，每穴5~10分钟。每日1次。

【按语】艾灸对鼻出血的止血有特效，如无艾条，点燃火柴梗待明火灭后灼少商穴亦可。鼻出血时不要仰卧，可用手指压紧出血侧鼻翼，必要时可用干净卫生纸放入鼻腔内再行按压，同时用冷毛巾敷额部，出血不止时要立刻送医院处理。

十二、梅尼埃综合征

梅尼埃综合征是以内耳迷路积水为主要病理特征的一种内耳疾病，属疑难病症。本病以突发性眩晕、耳鸣、耳聋或眼球震颤为主要临床表现，具有发作性和复发性的特点，即眩晕有明显的发作期和间歇期。患者多数为中年人，性别无明显差异，大多数患者单耳患病。病因一般认为与自主神经功能失调有关。本病属中医"耳眩晕"范畴，中医认为本病的发生是由情志所伤，肝气郁结，肝火上炎；或由劳伤过度，伤及气血，血虚生风；或因水湿内停，痰湿中阻而致眩晕。

【临床表现】突发性眩晕、耳鸣、耳堵为主症。肝肾阴虚伴听力下降，腰酸腿软，失眠，健忘，五心烦热；痰浊上扰伴见耳鸣隆隆，恶心胸闷，头身不敢转动，动则晕甚；肝阳上亢见眩晕频作，面红目赤，烦躁易怒，呕吐恶心。

【治则】涤痰补肾、平肝止眩。

【主穴】百会、上星、足三里、内关、风池、听宫。

【配穴】肝肾阴虚配太溪、肝俞，痰浊上扰配丰隆，肝阳上亢配合谷、太冲，头痛配太阳，耳鸣耳聋配翳风。

【灸法】艾条温和灸，每日 1 次，10 次为 1 个疗程，治疗 1～2 个疗程。

【按语】本病宜针刺、艾灸一起施用。患者要注意安全，防止意外。本病是一种发作性疾病，可以在无明显诱因及先兆的情况下突然发生，故不要登高及做危险性的工作。患者宜低盐饮食，并注意少饮水。平时应注意劳逸结合，避免劳累，睡眠要充足，饮食要清淡，少饮酒。眩晕发作时要绝对卧床休息，头部不要左右摆动，尽量不做转体活动，以免诱发晕眩。患者应保持乐观的情绪，避免情绪波动、着急、恼怒、紧张、恐惧、焦虑等，长期忧愁、紧张的心理会加重自主神经功能的失调，从而加重病情。

第三节　皮肤科病症

一、荨麻疹

荨麻疹俗称"风疹块"，是由于各种致敏因素，如药物、食品、花粉、感染等引起皮肤、黏膜小血管扩张及渗透性增加而出现的一种局限性水肿反应。中医称荨麻疹为"隐疹""风疹"等名，俗称"风疹块""风疙瘩"。

中医认为本病有内、外两种原因，内因为禀赋不足，气血虚弱，卫外失固；外因为虚邪贼风侵袭，或由辛辣厚味而致胃肠积热，郁于肌肤，化热生风，或因鱼虾、药物、异味等多种因素诱发。

【临床表现】本病多突然发病，先出现剧烈瘙痒，随即发生大小不等、形态不一的红色、肤色或苍白色风团，皮疹迅起迅消，消退后不留痕迹，可于1天内反复多次出疹。皮疹可泛发全身，也可累及黏膜。若消化道受累，可发生上腹疼痛、恶心、呕吐等。呼吸系统受累可出现呼吸困难、胸闷。短期发作即消失者，为急性荨麻疹；若反复发作超过3个月者，为慢性荨麻疹。皮疹呈白色，遇风加剧，得暖则减，多属风寒；皮疹色红者多属风热，身困重者多为风湿。

【治则】清热祛湿，祛风止痒。

【主穴】曲池、合谷、血海、足三里、三阴交。

【配穴】风寒加风池，风热者加大椎，风湿者加阴陵泉。

【灸法】着肤灸，每穴3～5壮，急性者每日2次，疗程2～3日；慢性者每日1次，疗程10日。亦可用艾条悬灸。

【按语】艾灸治疗本病，急性者多2～5次可痊愈。尽可能找出发病诱因并去除之。经常发作者应注意天气变化，适当调摄寒温，加强体育锻炼。注意饮食禁忌，慎食鱼腥、辛辣之品。

二、湿疹

湿疹是由多种复杂的内、外因素引起的一种具有多形性皮损和有渗出倾向的皮肤炎症性反应，多为迟发型变态反应。内因多与患者的过敏性体质、内分泌改变和遗传因素、精神因素、血液循环障碍因素等有关；外因如紫外线、冷热刺激、搔抓、摩擦以及各种动物皮毛、植物、化学物质（如肥皂、人造纤维等）均可诱发湿疹。中医称为"湿毒疮""湿气疮"。本病由于肝、脾二经湿热，外受风邪，袭于皮肤，郁于肺经，致全身各处发病而成。

【临床表现】瘙痒剧烈，常见于头面、耳后、四肢、手足、男性阴囊、女性阴部、肛门等部位。湿热下注者，起病急，红斑色鲜，边界不清，上有密集丘疹、水疱、糜烂、渗液、结痂，可伴有发热、口渴、心烦等全身症状；血虚风燥者，病程日久，皮肤浸润肥厚，干燥脱屑，色泽灰暗，色素沉着，表面抓痕血瘀，或苔藓样变。

【治则】清热利湿，养血祛风止痒。

【主穴】阿是穴（疹中心及其边缘）、止痒穴（曲池穴上2寸处）、合谷、三阴交、曲池。

【配穴】湿热下注加大椎、阴陵泉、行间，血虚风燥加血海、足三里、少府、风池。

【灸法】每次选3～5穴，每日1次。艾条温和灸，每穴10～20分钟。或于湿疹奇痒时随时施灸，5～7日为1个疗程。灸皮损处结痂，最后脱屑而愈为止。或四肢穴位温针灸。

【按语】发病期忌辛辣、酒类饮食。在婴儿哺乳期，母亲也需禁食。忌食诱发本病的食物。避免过热水烫，忌用肥皂。婴儿湿疹未愈前切忌种牛痘。以防继发感染，保持稳定的精神状态。

三、白癜风

白癜风是一种常见的局部色素脱失性皮肤病，中医学称之为"白驳风""白癜"。本病的病因目前尚未完全明了，多数学者认为遗传因素、免疫功能异常、精神神经因素、黑色素细胞自身破坏、体内微量元素代谢失调均为本病的发病因素。

中医学认为本病的发生是风湿之邪郁于肌肤，气血不和；或肝气郁结，失其疏泄，气滞血瘀，营卫失和，肌肤失养所致。

【临床表现】白癜风可发生于任何年龄，以青年多见。皮损好发生于手背、前臂、颜面、颈部等部位。皮损处色素完全脱失，呈瓷白色，表面光滑，形状不一，边界清楚并绕以暗褐色的色素沉着环，白斑内可有散在的色素区形如岛状。经日晒后白斑发红，皮损处不痒不痛，皮损可以单发，亦可泛发。病程缓慢，缠绵难愈，偶有自愈，舌薄黄或薄白，脉细数或细涩。

【治则】祛风散湿，理气活血。

【主穴】阿是穴（病变局部）、合谷、曲池、足三里、血海、三阴交、风池。

【配穴】体质虚弱者，加气海、关元；皮肤作痒者，加止痒穴（曲池上 2 寸处）、风市、拳尖（第 3 掌骨小头高点处）。

【灸法】艾条温和灸：以灸皮损局部为主，每日 1 次，每次 5 ~ 10分钟，以局部高度充血为度，其余各穴灸 5 分钟，疗程以灸至白癜处转为正常为度；艾炷隔姜灸，灸皮损局部为主，每次灸 5 ~ 8 壮，艾炷如黄豆大，其余各穴灸 3 壮，每日 1 次。

【按语】本病颇难治愈，目前尚缺根治之法。灸治此病可取得一定疗效，但必须持之以恒，天天灸之，至肤色正常为止。平时可常食用豆类及含黑色素丰富的食物，如桃仁、黑豆、海带、黑木耳、黑芝麻等。可结合中药内服、药物外搽。

四、斑秃

斑秃是一种以毛发突然发生局限性、斑性脱落，局部皮肤正常，无自觉症状为特点的皮肤病。本病往往是在精神过度紧张后发生，严重者头发全部脱落，甚至累及眉毛、胡须、腋毛及阴毛等。本病以青壮年为多，俗称"鬼剃头"，中医又称"油风"。

斑秃的发病原因至今尚未完全清楚，有人认为与遗传有关，精神创伤可能是诱因之一。中医认为肝肾不足，皮肤不荣，以致风邪乘虚袭入，风胜血燥；或因肝气郁结，气机不畅，以致气滞血瘀，发失所养而成。

【临床表现】绝大多数发病在头皮毛发处，少数发生在眉毛、胡须等处。病程较长，可达数月至数年，有些可自愈，但可反复。起初为局限性圆形或椭圆形斑状脱发，硬币大小或更大，边界清楚，局部皮肤光滑，毛囊口清晰可见。血热生风者，见脱发突然，进展迅速。多为年轻体壮，伴烦躁不安、失眠；肝肾不足者，见平素头发焦黄，或兼花白，毛发成片脱落，反复不愈，或有面色萎黄，腰膝酸软；瘀血阻络者，见头发秃落，日久不生，伴头皮刺痛，面色晦暗，妇女或有月经不调。

【治则】活血通络。

【主穴】阿是穴（脱发区）、风池、头维。

【配穴】血热生风者加大椎、曲池，肝肾不足加肝俞、肾俞，瘀血阻络者加膈俞、足三里。

【灸法】生姜片蘸醋涂擦脱发区至皮肤发红为度，然后用艾卷温和灸，每次10~20分钟，其余各穴灸3分钟。每日2次，10次为1个疗程。亦可用艾炷隔姜灸。

【按语】让患者坚定信心，减轻思想负担，积极寻找病因和诱因并去除之，可配合局部梅花针叩刺。

五、神经性皮炎

神经性皮炎是一种局限性皮肤神经功能障碍性皮肤病，多见于青年和成年人，夏季多发，亦有季节性不明显者。

目前对神经性皮炎的原因尚不明了，可能与自主神经功能紊乱有关。过度紧张、兴奋、忧郁、疲劳、焦虑、急躁以及生活环境的改变，皆可能是神经性皮炎的诱因。此外，局部刺激、搔抓、衣领摩擦、过敏体质、刺激性食物等，也可能引起神经性皮炎。中医的"牛皮癣"与其类似，因风湿蕴肤、经气不畅所致。

【临床表现】临床特点为皮肤苔藓化，肥厚粗糙，瘙痒剧烈，病程缓慢，反复发作。风湿热者，伴见皮损成片，呈淡褐色，剧痒，夜间尤甚；血虚风燥者，见皮损色淡或灰白，可有心悸怔忡，气短乏力，妇女月经量过多；脾虚湿盛者，伴皮损呈暗灰色，肥厚光滑，伴腹胀纳差、便溏，舌体胖大，边有齿痕；肝郁化火者，伴见皮疹色红，心烦易怒，失眠多梦，口苦咽干。

【治则】养血祛风止痒。

【主穴】曲池、足三里、风池、百虫窝。

【配穴】风湿热加大椎、阴陵泉，血虚风燥加膈俞、三阴交，脾虚湿盛加阴陵泉、脾俞，肝郁化火加行间。

【灸法】着肤灸，取蒜汁（或油剂）少许涂于皮损处，上覆艾炷点燃施灸，炷如麦粒大，灸点距离为 1.5cm，灸点多少依皮损面积而定。每点灸 1~3 壮，7 日灸 1 次。也可蒜泥敷灸。

【按语】采用艾炷无瘢痕灸，近期疗效较佳，应该解除可能的病因。患者平素情志宜宁静，不宜急躁，避免饮酒、喝茶及食用辛辣食品，经常修剪指甲，避免搔抓划破皮肤，忌用热水及肥皂洗擦，应穿着宽松全棉内衣。

六、带状疱疹及后遗神经痛

带状疱疹是由水痘带状疱疹病毒引起的急性炎症性皮肤病，中医称为"缠腰火龙""火丹"，俗称"蜘蛛疮"，主要特点为簇集水疱，沿一侧周围神经作群集带状分布，伴有明显神经痛。初次感染表现为水痘，以后病毒可长期潜伏在脊髓后根神经节，免疫功能减弱时可诱发水痘带状疱疹病毒再度活动并生长繁殖，沿周围神经波及皮肤再次发生带状疱疹。带状疱疹患者一般可获得对该病毒的终生免疫。

【临床表现】发疹时患处皮肤见紫红色丘疹，约有粟米至绿豆大小，成簇水疱排列成带状。皮疹分布于身体一侧，沿某一周围神经区排列，不超过正中线，常侵犯肋间神经及三叉神经区，发于额部常引起三叉神经上支剧烈疼痛。肝火盛者，伴皮疹灼热焮红，疼痛剧烈，口苦，烦躁易怒；脾经湿热者，伴食欲缺乏，口黏腻；气滞血瘀者，多为后遗神经痛，多见于老年人，皮疹常细碎而不明显，其皮疹消退后，仍见剧痛不止。

【治则】清肝泄热，健脾燥湿，理气止痛。

【主穴】曲池、肝俞、大椎、阿是穴（疱疹周围或疼痛处）

【配穴】肝火盛者加行间，脾经湿热加阴陵泉，气滞血瘀加足三里、支沟，皮损在脐上者加合谷，脐下者加足三里，面颊区者加太阳、阳白、风池等。

【灸法】隔蒜灸，患处周围用切好的蒜片围住，每片间隔约1cm（若在胸、背、腹部须在相应脊神经根的夹脊穴处置放蒜片），其上置艾炷，艾炷比麦粒灸所用的艾炷略大，点燃。待患者感灼热疼痛不能忍耐时除去艾火。每片蒜上放艾炷灸3次，一般每日治疗1次。疼痛剧烈者可每日2次，5日为1个疗程。四肢穴位可与温针灸配合施用。

【按语】本病采用灸法治疗有较好的效果。患病期间宜服食清淡饮食，少饮酒，忌食辛辣刺激性食物。

第五章 保健灸法

在身体某些特定穴位上施灸，以达到和气血、调经络、养脏腑、益寿延年的目的，这种养生方法称之为保健灸法。保健灸不仅用于强身保健，亦可用于久病体虚之人，是我国独特的养生方法之一。

保健灸法流传已久，《扁鹊心书》中即指出："人于无病时，常灸关元、气海、命门、中脘，虽未得长生，亦可得百余岁矣。"说明古代养生家在运用灸法进行养生方面已有丰富的实践经验。时至今日，保健灸法仍然发挥着巨大作用。

一、保健灸的作用

保健灸法的主要功能是温通经脉，行气活血，培补后天，调和阴阳，从而达到强身、防病、抗衰老的目的。

1. **温通经脉，行气活血** 《素问·刺节真邪论》说："脉中之血，凝而留止，弗之火调，弗能取之。"气血运行具有遇温则散、遇寒则凝的特点。灸法其性温热，可以温通经络，促进气血运行。

2. **培补元气，预防疾病** 《扁鹊心书》指出："夫人之真元，乃一身之主宰，真气壮则人强，真气虚则人病，真气脱则人死，保命之法，艾灸第一。"又云："艾为辛温阳热之药，以火助之，两阳相得，可补阳壮阳，真元充足，则人体健壮，正气存内，邪不可干。"故艾灸有培补元气、预防疾病之作用。

3. 健脾益胃，培补后天　灸法对脾胃有着明显的强壮作用，《针灸资生经》指出："凡饮食不思，心腹膨胀，面色萎黄，世谓之脾胃病者，宜灸中脘。"在中脘穴施灸，可以温运脾阳，补中益气。常灸足三里，不但能使消化系统功能旺盛，增加人体对营养物质的吸收，以濡养全身，亦可收到防病治病、抗衰防老的效果。

4. 升举阳气，密固肤表　《素问·经脉》云："陷下则灸之。"气虚下陷，则皮毛不任风寒，清阳不得上举，因而卫阳不固，腠理疏松。常施灸法，可以升举阳气，密固肌表，抵御外邪，调和营卫，起到健身、防病、治病的作用。

二、保健灸的方法

根据体质情况及所需的养生要求选好穴位，将点燃的艾条或艾炷对准穴位，使局部感到温和的热力，以感觉温热舒适，并能耐受为度。艾灸时间可为 3～5 分钟，最长到 10～15 分钟为宜。一般说来，健身灸时间可略短，病后康复、施灸时间可略长；春、夏二季施灸时间宜短，秋、冬宜长；四肢、胸部施灸时间宜短，腹、背部时间宜长；老人、妇女、儿童施灸时间宜短，青壮年则时间可略长。

此外，施灸的时间还可以艾炷的大小和施灸壮数的多少来计算。艾炷是用艾绒捏成的圆锥形的用量单位，分大、中、小三种。如蚕豆大者为大炷，如黄豆大者为中炷，如麦粒大者为小炷，每燃烧一个艾炷为一壮。实际应用时可据体质强弱而选择。体质强者，宜用大炷；体弱者，宜用小炷。保健灸多以艾条悬灸为常用，直接灸、间接灸亦可采用。

三、保健灸的常用穴位

（一）足三里

足三里位于外膝眼下3寸，胫骨外1横指处。常灸足三里可健脾益胃，促进消化吸收功能，强壮身体，中老年人常灸足三里还可预防中风，具有抗衰老及强身作用。灸法方面，用艾条温和灸、着肤灸均可，时间可掌握在5～20分钟。古代养生家主张常在足三里施瘢痕灸，使灸疮延久不愈，可以强身益寿。"若要身体安，三里常不干"即指这种灸法。现代研究证明，灸足三里穴可改善人的免疫功能，并对消化系统、心血管系统等有良好的调节作用。

（二）神阙

神阙穴位于当脐眼处，为任脉之要穴，具有温阳益气、补肾健脾之功。《扁鹊心书》指出："依法熏蒸，则荣卫调和，安魂定魄，寒暑不侵，身体开健，其中有神妙也……凡用此灸，百病顿除，益气延年。"一般每次灸7～15壮，用间接灸法，也可将盐填脐心上，置艾炷灸之，有益寿延年之功。艾灸此穴选择冬季为宜。

（三）关元

关元在腹正中线上，当脐下3寸处，具有补肾益气的作用。《类经图翼》云："此穴当人身上下四旁之中，故又名大中极，乃男子藏精、女子蓄血之处。"《扁鹊心书》云："每夏秋之交，即灼关元千壮，久久不畏寒暑。人至三十，可三年一灸脐下三百壮；五十，可二年一灸脐下三百壮；六十，可一年一灸三百壮，令人长生不老。"据研究，艾灸小鼠关元穴，能延长接种HAG瘤细胞小鼠的存活期。

一般选用着肤灸，每次7～15壮，或以艾条温和灸10～20分钟，隔日 1 次。

（四）中脘

中脘位于腹正中线上脐上四寸处，为强壮要穴，具有健脾益胃、培补后天的作用。《循经考穴编》云："一切脾胃之疾，无所不疗。"一般可着肤灸 7 ~ 15 壮，或以艾条温和灸 10 ~ 15 分钟。

（五）膏肓

膏肓位于背部第 4 胸椎棘突下旁开 3 寸处。《千金要方》云："主羸瘦虚损。"常灸膏肓穴有强壮作用。一般以艾条温和灸 15 ~ 30 分钟，着肤灸 7 ~ 15 壮。

（六）命门

命门位于后正中线上，第 2 腰椎棘突下凹陷中。本穴具有补肾壮阳的作用。可以着肤灸 3 ~ 5 壮，或用隔姜灸。据对动物"阳虚"模型研究，艾灸命门后有增加体重作用，可提高动物耐冻能力，促进细胞 DNA 合成，提高机体免疫力功能。

（七）涌泉

脚趾蜷曲，在前脚掌中心凹陷处取涌泉穴。此穴有补肾壮阳、养心安神的作用。常灸此穴，可健身强心，有益寿延年之功效。一般可用着肤灸 3 ~ 7 壮。

（八）大椎

俯伏坐位，在后正中线上，第 7 颈椎棘突下凹陷中取大椎穴。大椎是手足三阳经之会，有固表屏风之功。现代研究发现，灸小白鼠大椎穴，可使免疫功能低下的小白鼠提高免疫功能。如体虚易感冒或哮喘，可每年夏天隔姜灸 10 ~ 20 次，或以艾条灸 20 分钟，还可用瘢痕灸。

（九）其他

如针刺保健中所列曲池、三阴交、气海等穴，均可施灸，具有强壮身体之功。